# 老年人安全照护与急救技术

张金凤　李　欣　主编

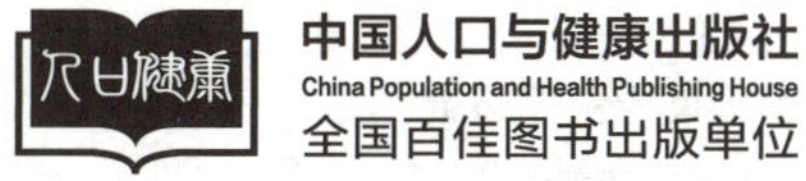


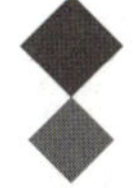

## 图书在版编目（CIP）数据

老年人安全照护与急救技术 / 张金凤，李欣主编
. -- 北京 : 中国人口与健康出版社, 2025.2
ISBN 978-7-5101-9736-9

Ⅰ. ①老… Ⅱ. ①张… ②李… Ⅲ. ①老年人－护理
②老年人－急救 Ⅳ. ①R473.59②R459.7

中国国家版本馆 CIP 数据核字(2024)第 035769 号

**老年人安全照护与急救技术**

LAONIANREN ANQUAN ZHAOHU YU JIJIU JISHU

张金凤　李　欣　主编

| | |
|---|---|
| 责任编辑 | 杨际航 |
| 责任印制 | 王艳如　任伟英 |
| 出版发行 | 中国人口与健康出版社 |
| 印　　刷 | 三河市悦鑫印务有限公司 |
| 开　　本 | 787 毫米 × 1092 毫米　1/16 |
| 印　　张 | 10 |
| 字　　数 | 250 千字 |
| 版　　次 | 2025 年 2 月第 1 版 |
| 印　　次 | 2025 年 2 月第 1 次印刷 |
| 书　　号 | ISBN 978-7-5101-9736-9 |
| 定　　价 | 39.80 元 |

| | | | |
|---|---|---|---|
| 微　信　ID | 中国人口与健康出版社 | | |
| 图书订购 | 中国人口与健康出版社天猫旗舰店 | | |
| 新浪微博 | @中国人口与健康出版社 | | |
| 电子信箱 | rkcbs@126.com | | |
| 总编室电话 | （010）83519392 | 发行部电话 | （010）83557247 |
| 办公室电话 | （010）83519400 | 网销部电话 | （010）83530809 |
| 传　　真 | （010）83519400 | | |
| 地　　址 | 北京市海淀区交大东路甲 36 号 | | |
| 邮　　编 | 100044 | | |

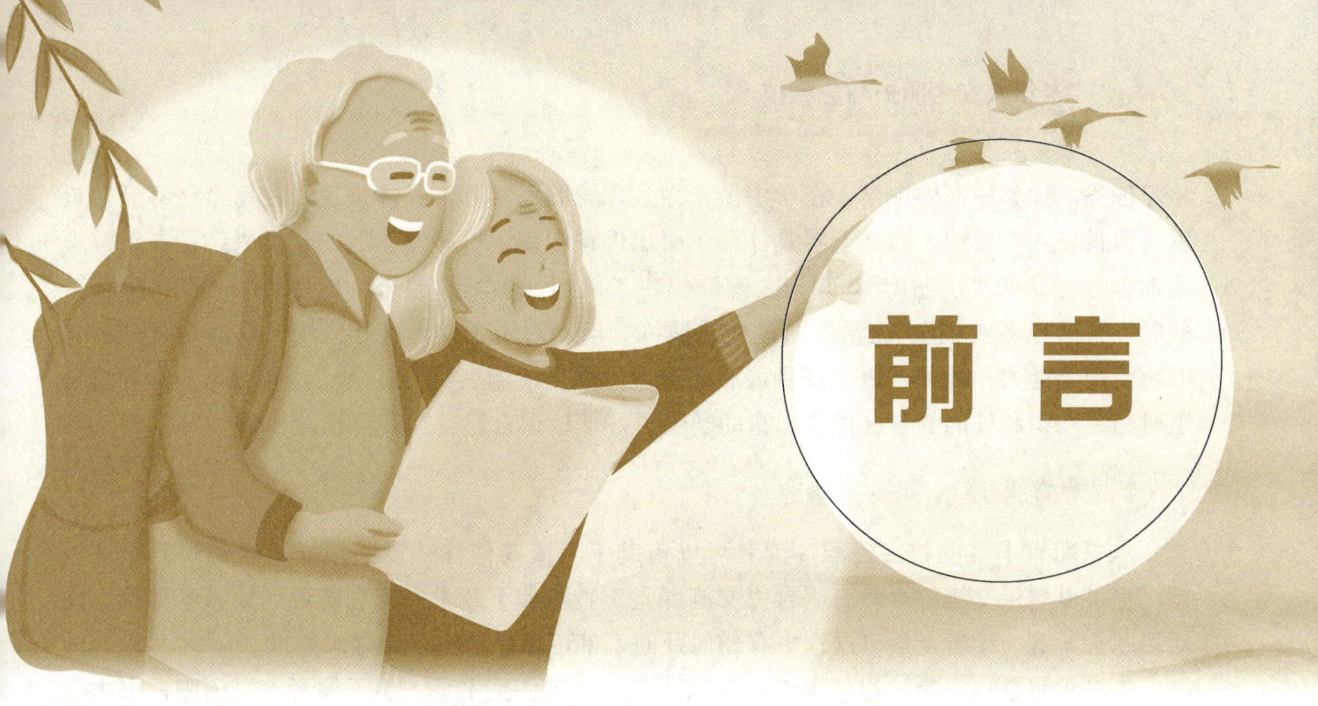

# 前言

随着经济社会的发展和医疗水平的提高，我国居民人均预期寿命不断增加，老年人口的比例逐渐增加。国家卫生健康委提供的数据显示，到2035年前后，我国将进入重度老龄化阶段。人口老龄化进程的加快，使得整个社会对养老服务的需求持续增加。党的二十大报告明确指出，要实施积极应对人口老龄化的国家战略，发展养老事业和养老产业，优化孤寡老人服务，推动实现全体老年人享有基本养老服务。

为了推进养老服务高质量发展，满足老年人在安全照护等方面的需求，同时致力于培养一支德技兼备的高素质养老服务人才队伍，编者组织行业专家，在广泛借鉴国内外最新研究的基础上，精心编写了《老年人安全照护与急救技术》。

本书主要具有以下几个特点。

## 1 立德树人，德才兼备

党的二十大报告指出："育人的根本在于立德。"本书积极贯彻党的二十大精神，坚定践行"立德树人，德技并修"的育人理念，在每个项目前设置"素质目标"，并在正文中穿插设置"守护夕阳"模块，将尊老和爱老的传统美德、爱岗敬业的职业精神等融入书中，做到显性教育与隐性教育结合，潜移默化地培育学生的道德品质和人文精神，培养有理想、有追求、有担当，符合新时代中国特色社会主义建设要求的人才。

## 2 校企合作，职业引领

本书由多位一线教师和长期在一线工作的养老服务从业人员协作编写。在编写本书的过程中，编者严格遵循行业规范，深入探讨专业育人目标和学生的学习能力，特别强调提升学生的实践技能，以确保本书内容既能满足行业的人才需求，也能兼顾学生的认知水平。

## 3 体例新颖，注重实践

本书坚持"以学生为中心"的理念，采用项目任务式结构编写，根据知识点设置项目和学习任务，让学生在做中学、在学中做，做到理论联系实际。具体来说，在每个任务开始设置“情景导入”模块，通过设置具体情景引出理论知识，以激发学生的学习兴趣；在讲解理论知识时，穿插“小贴士”“知识之窗”模块，以增强学习的趣味性与互动性；在每个任务最后设置“任务实施”，让学生通过情景演练等活动对所学知识进行应用，从而增强分析与解决问题的能力。此外，每个项目最后还设置“项目检测”“项目评价”，通过考查和评价学生对相关知识和技能的掌握程度，帮助学生更好地认识自己、提升自己。

### 4 平台支撑，资源丰富

本书配有丰富的数字资源，读者可以借助手机或其他移动设备扫描二维码观看微课视频，也可以登录文旌综合教育平台“文旌课堂”查看和下载本书配套资源，如教学课件、课后习题答案等。读者在学习过程中有任何疑问，都可以登录该平台寻求帮助。

本书由张金凤、李欣担任主编，童慧桢、郑芳担任副主编。由于编者水平所限，书中疏漏与不妥之处，恳请广大读者批评指正。

特别说明：

（1）编者在编写本书的过程中，参考了大量资料并引用了部分文字、图片等。大部分引用的资料已获授权，但由于部分资料来自网络，我们未能确认出处，也暂时无法联系到原作者。对此，我们深表歉意，并欢迎原作者随时与我们联系，我们将按规定支付稿酬。

（2）本书没有注明资料来源的案例均为编者自编或根据真实事件改编。

本书配套资源下载网址和联系方式

网址：https://www.wenjingketang.com

电话：400-117-9835

邮箱：book@wenjingketang.com

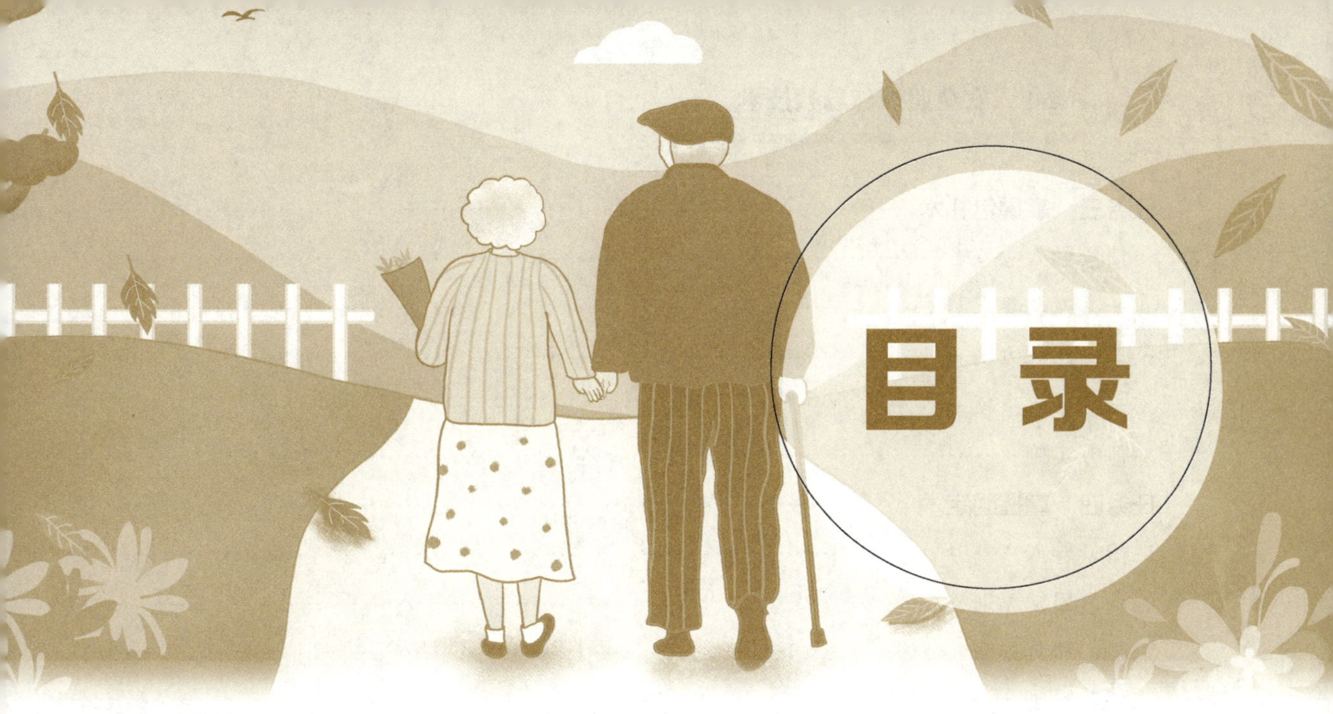
目录

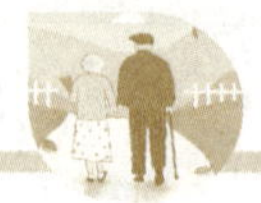

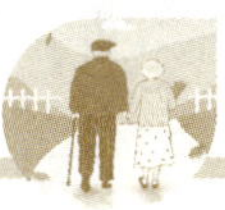

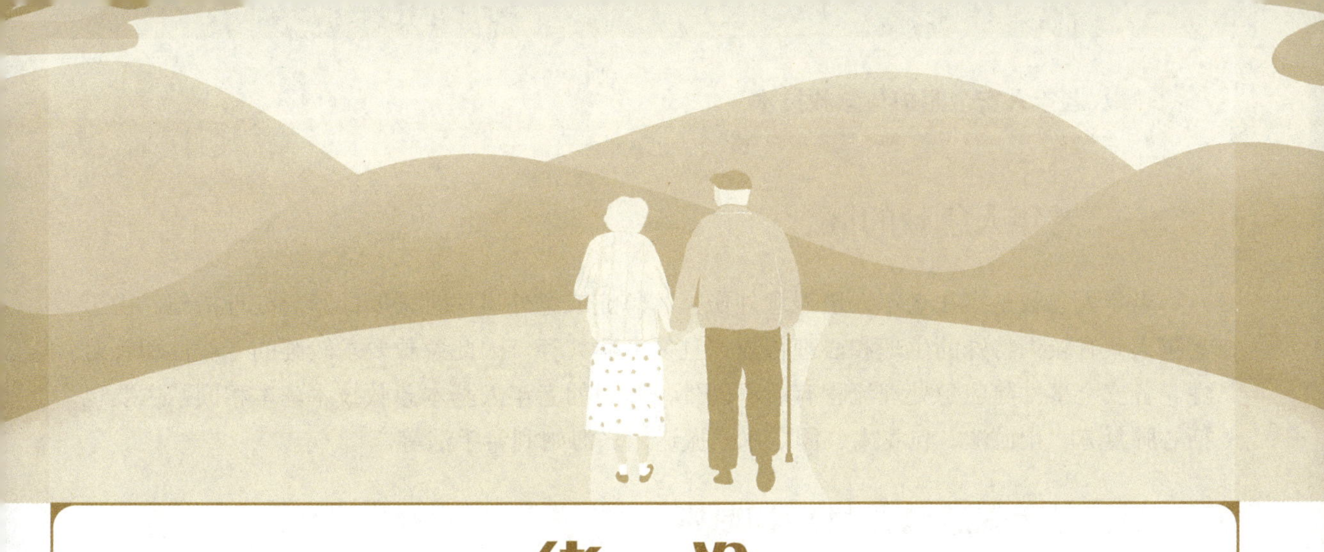

# 绪　论

我国人口老龄化日益加剧，老年人口的比例逐年上升。老年人由于身体机能退化、认知能力下降，心理也随疾病的发生、社会角色和地位的变化而变得消极，因此具有较高的安全风险。这些安全风险一旦导致安全事件的发生，如跌倒、药物中毒、慢性病急性发作、走失等，不仅严重威胁老年人的生命安全、影响老年人的生活质量，还会给社会和家庭带来沉重的负担。因此，预防和减少老年人安全事件的发生、迅速且有效地处理老年人安全事件显得尤为重要。

## 一、老年人安全照护的概念

老年人安全照护是指通过科学的方法和专业的技能，帮助老年人预防和减少各种安全隐患，维护其身心健康的一系列活动。安全照护不仅涉及日常生活的照料，还包括心理支持、环境改造以及健康教育等方面。其核心在于通过综合性的干预措施，保障老年人在日常生活中的安全。

## 二、老年人安全照护的目标和原则

老年人安全照护的目标在于最大限度地减少老年人在日常生活中可能遭遇的危险，提升其生活质量和幸福感，具体包括：预防和减少跌倒、坠床、烫伤、噎食/误吸、中毒等意外伤害的发生；监控和管理慢性疾病，预防和减少休克、昏迷、中暑、脑卒中等急症的发生；预防和减少走失、自伤、自杀等意外事件的发生。为实现这些目标，老年人安全照护应以个体化照护、预防为主、综合性干预和多方协作为原则。

## 三、老年人急救的概念

老年人急救是指在老年人遭遇意外伤害、急症或意外事件时采取的紧急处理措施。由于老年人具有较为特殊的生理和心理特点，且易多病共存，因此急救要求较强的专业性和针对性。各安全事件除应急处理流程有所不同外，常用的老年人基本急救技术基本相同，主要包括心肺复苏、止血法、包扎术、固定术、搬运术、海姆利希手法等。

## 四、老年人急救的目标和原则

老年人急救的目标是在突发安全事件中迅速、有效地挽救老年人的生命，降低伤害程度，并为进一步的专业医疗提供条件，具体包括：快速评估伤情/病情、采取有效的急救措施、稳定老年人的身体状况并尽快转移到专业医疗机构。为实现这些目标，老年人急救应以及时、准确、有效和持续为原则。

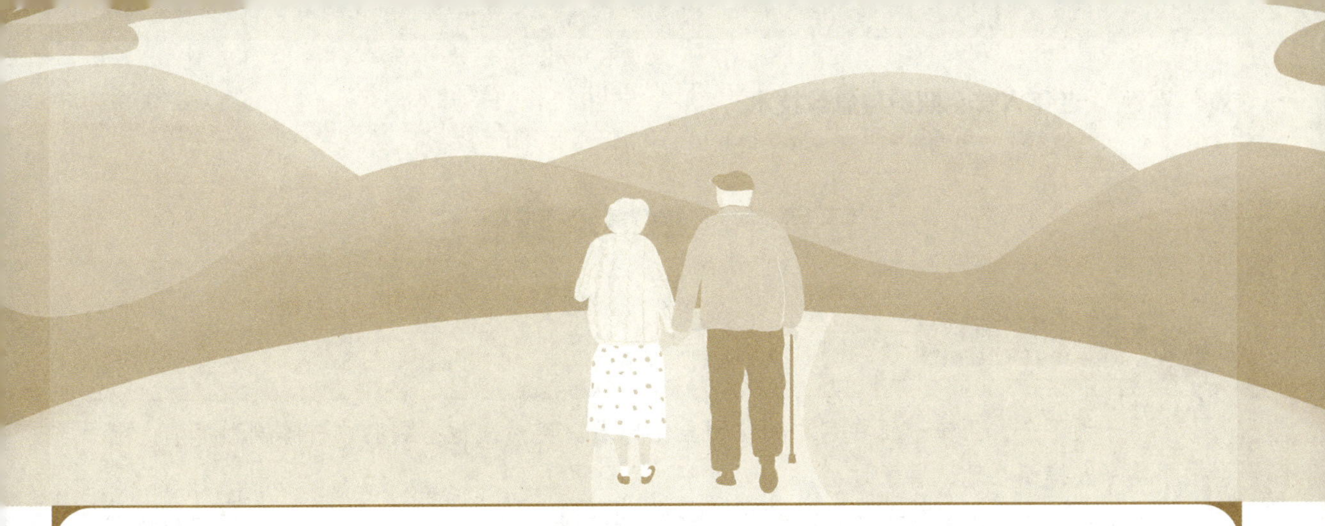

# 项目一 常见的基本急救技术

## 项目引言

随着年龄的增长，老年人会面临更多的健康风险，包括但不限于突发心脏病和呼吸困难、严重外伤等紧急情况。在这些紧急时刻，正确的急救措施能够显著提高老年人的生存率和康复效果。因此，养老护理员（以下简称“护理员”）必须掌握常见的基本急救技术，如心肺复苏、止血法、包扎术、固定术和搬运术等。

## 知识目标

- 熟悉心肺复苏的开始时间和适用情况，以及心肺复苏有效和终止的指征。
- 掌握心肺复苏的操作要点和注意事项。
- 掌握自动体外除颤器的使用方法。
- 掌握止血法、包扎术、固定术和搬运术的适用情况、操作要点和注意事项。

## 技能目标

- 能够熟练地实施心肺复苏和使用自动体外除颤器。
- 能够熟练地实施止血法、包扎术、固定术和搬运术。

## 素质目标

- 提高辩证思维能力，在急救过程中能够做到具体问题具体分析。
- 增强尊重、关爱老年人的意识，在急救过程中能够随时注意维护老年人的尊严。

# 任务一　掌握心肺复苏

情景导入

一天下午，王爷爷正在家中的花园里忙碌着。突然，他感到胸口一阵剧烈疼痛，随即整个人摔倒在地，昏了过去。

幸运的是，护理员杨姐刚好来到王爷爷家做护理工作。以往，王爷爷会在门口热情迎接杨姐。今天进门后没见到王爷爷，让杨姐感到蹊跷，她立马放下东西开始寻找王爷爷。最后，杨姐在花园里发现了昏倒在地的王爷爷。

**思考：**

（1）王爷爷昏倒在地的原因可能是什么？

（2）此时，杨姐该如何做？

## 一、心肺复苏概述

心肺复苏是指对呼吸、心搏骤停的急危重症者所采取的关键生命急救技术，包括胸外心脏按压、开放气道、人工呼吸、电除颤等。

心搏骤停是指急性原因使心脏突然停止跳动，导致循环和呼吸功能停止，引起组织缺血、缺氧的状态。

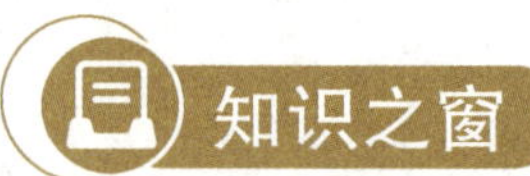

**判断心搏骤停的方法**

（1）突然倒地，意识丧失，有些会伴有一过性、全身性、痉挛性抽搐。

（2）出现喘息样呼吸，继而停止呼吸。

（3）颈动脉搏动消失。

（4）皮肤、口唇、甲床变得青紫、苍白或出现花斑。

（5）翻开眼睑，可见双侧眼球上翻、固定，双侧瞳孔散大且对光反射消失。

### （一）心肺复苏的开始时间

老年人一旦发生心搏骤停，若得不到及时的抢救，4～6 min 后，其脑组织便会发生不可逆的损害；10 min 后，脑细胞基本死亡。因此，为挽救老年人生命，避免其脑细胞死亡，应在其心搏骤停 4～6 min 开始心肺复苏，且越早开始，复苏的成功率越高，而每延误 1 min，成

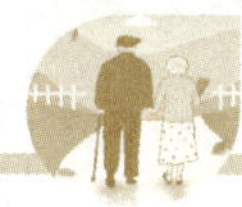

功率会下降 10%，如图 1-1 所示。

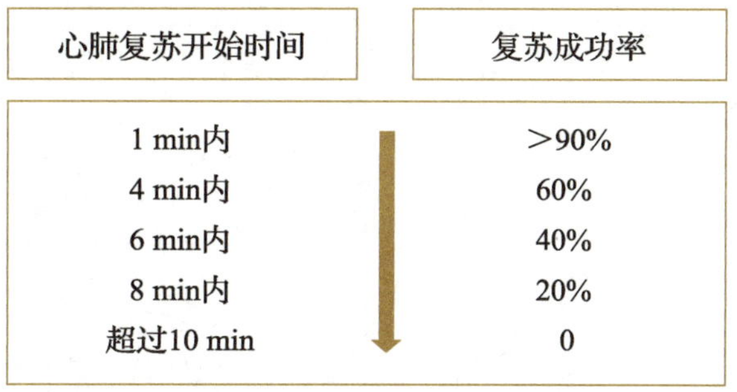

| 心肺复苏开始时间 | 复苏成功率 |
| --- | --- |
| 1 min内 | ＞90% |
| 4 min内 | 60% |
| 6 min内 | 40% |
| 8 min内 | 20% |
| 超过10 min | 0 |

图 1-1　心肺复苏开始时间与复苏成功率的关系

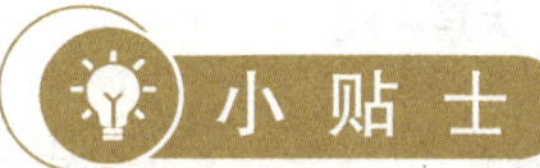


脑组织对缺氧最为敏感，心脏停搏 3～4 s，人便会出现头晕、眼前发黑；心脏停搏 10～20 s，人便会丧失意识、跌倒在地。

### （二）心肺复苏的适用情况

心肺复苏适用于多种原因引起的呼吸、心搏骤停。

造成呼吸骤停的原因有很多，包括溺水、气道异物阻塞、窒息、药物中毒、脑出血或脑梗死、心肌梗死、创伤、电击伤等。原发性呼吸停止后，心脏、大脑及其他脏器仍可以得到数分钟的富氧血液供应，此时若保证气道通畅，并及时地进行人工通气，就可以防止心脏停搏的发生。

造成心搏骤停的原因包括心源性因素和非心源性因素两类。心源性因素包括冠心病、心肌病、心律失常等，非心源性因素包括窒息、溺水、电击、一氧化碳中毒、各种类型的休克、各种严重创伤、药物中毒或过敏等。

## 二、心肺复苏的操作流程

心肺复苏的操作流程

### （一）评估、判断及呼救

（1）评估现场环境，确保现场对自己和老年人是安全的，如图 1-2 所示。如果老年人周围存在危险因素，可在不威胁自身安全的情况下，将其转移至安全地带。

（2）迅速、准确地判断老年人的意识和呼吸。护理员应双手轻拍老年人的双肩，并凑近老年人的耳边大声呼喊：“喂！您还好吗？”同时仔细观察其有无应答反应、有无肢体活动，如图 1-3 所示。当确定老年人无意识、无反应、呼吸异常（呼吸停止、过缓或喘息）

时，应立即呼救并开始实施心肺复苏。

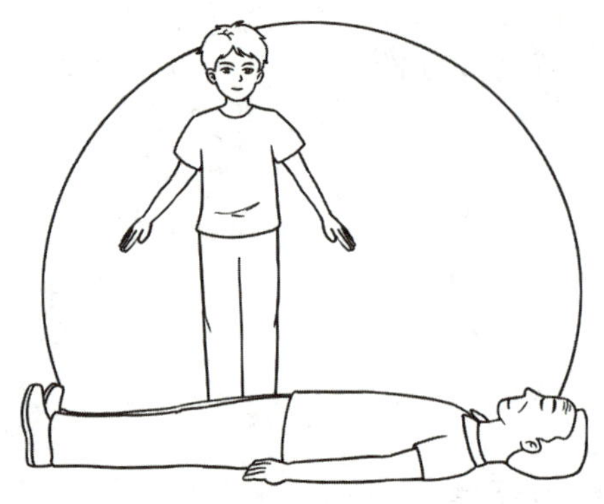

图 1-2　确认周边是否安全

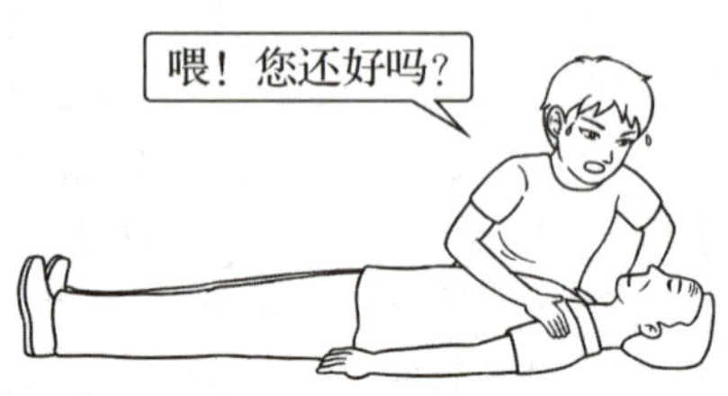


图 1-3　大声呼喊

如果现场有一位以上的护理员，其中一人应立即拨打 120 急救电话，同时另一人开始对老年人实施心肺复苏。如果现场只有护理员一人，应立即打开手机的免提，边拨打急救电话边对老年人实施心肺复苏。

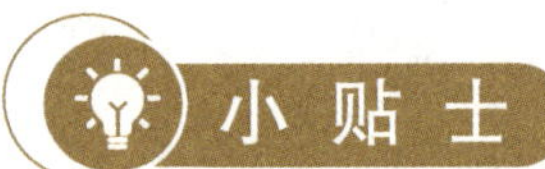
小贴士

对于溺水、创伤、药物中毒等紧急情况导致的心搏骤停，若只有护理员自己一人在现场，则应先徒手做心肺复苏 5 个循环（约 2 min），再打 120 急救电话求救。

## （二）摆放复苏体位

在实施心肺复苏之前，应确保老年人仰卧于平地上或垫硬板于其肩背下（头下不能垫东西），如图 1-4 所示。

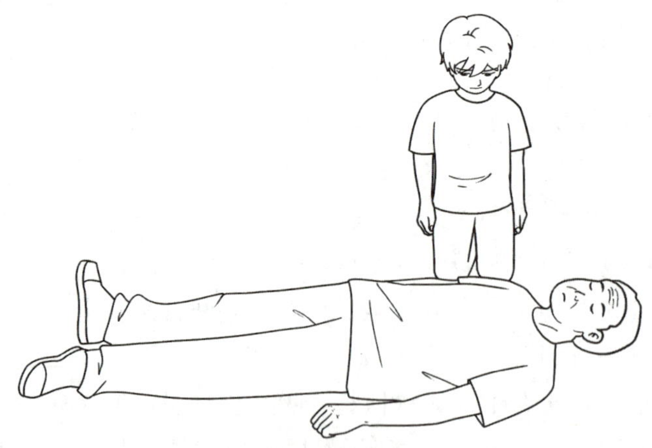

图 1-4　复苏体位

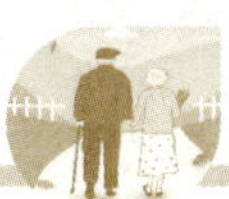

如果老年人是俯卧位或其他不宜施救体位，护理员应按以下步骤置老年人于复苏体位：

（1）在老年人一侧将其双上肢向头部方向伸直，如图 1-5（a）所示。

（2）将老年人对侧的小腿放在同侧小腿上，呈交叉状，如图 1-5（b）所示。

（3）用一只手托住老年人的后头颈部，将另一只手置于其对侧腋下，如图 1-5（c）所示。

（4）将老年人的整个身体向自己这一侧翻转，如图 1-5（d）所示。

（5）将老年人的双上肢放回身体两侧，如图 1-5（e）所示。

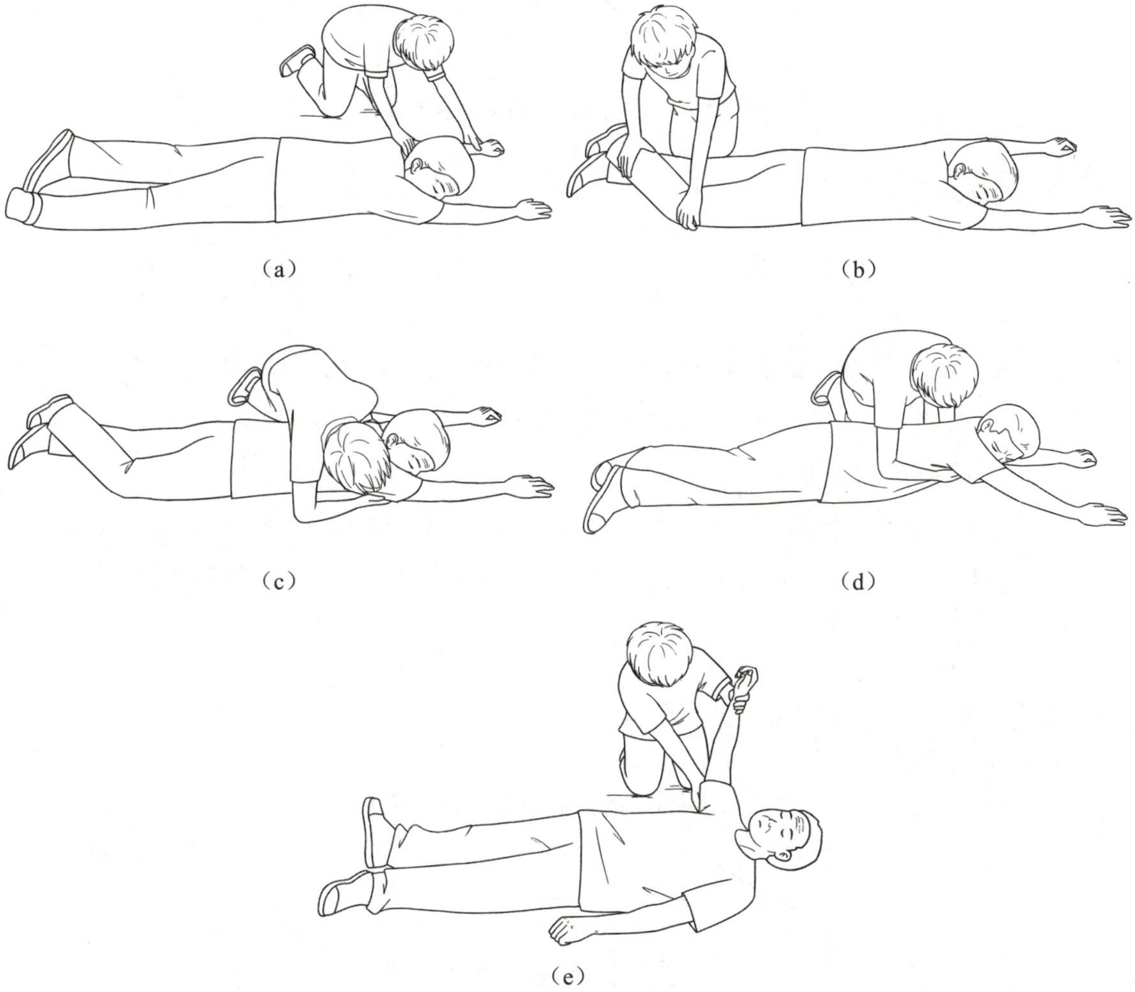

（a）（b）

（c）（d）

（e）

图 1-5 摆放复苏体位

值得注意的是，对有头颈部创伤或怀疑有颈部损伤的老年人，翻转时应一手放在其颈后方、一手扶住其肩部，以防其颈部损伤进一步加重，如图 1-6 所示。

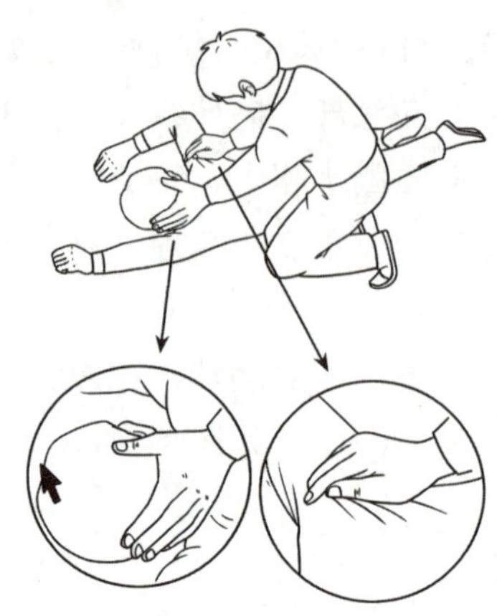

图 1-6　防止颈部损伤加重的翻转方法

**小贴士**

（1）翻转老年人时，必须使其整个身体同时转动，避免其身体扭曲、弯曲，以防其脊柱、脊髓损伤。

（2）摆放体位的方法和时间要根据具体情况而定，不可耽误太多时间。

## （三）实施胸外心脏按压

置老年人于复苏体位后，按照“C—A—B”（胸外心脏按压—开放气道—人工呼吸）的顺序对其展开急救。其中，胸外心脏按压是心肺复苏中最重要的环节，能够帮助人体重建血液循环，其具体方法如下。

**1．按压准备**

充分暴露老年人的胸前区，并松解其裤带。

**2．定按压部位**

（1）两乳头连线法。两乳头连线与前正中线交点处即为按压部位，如图 1-7 所示。

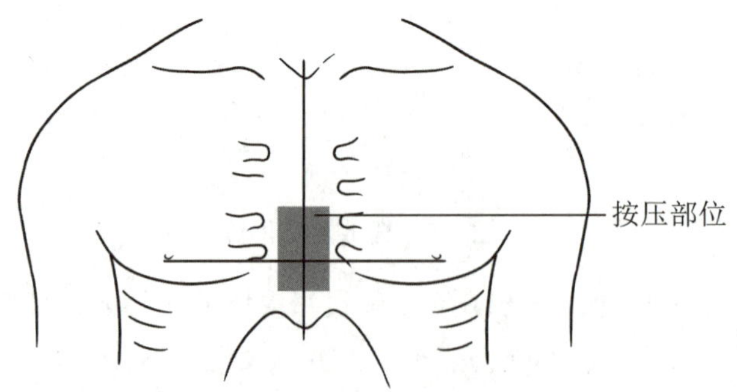


图 1-7　两乳头连线法定按压部位

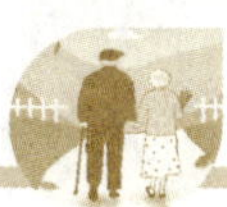

（2）滑行法。当因老年人体形肥胖、乳头下垂等而难以准确判断乳头位置时，可以采用滑行法确定按压部位：用一只手的食指和中指（两指并拢）沿着老年人的一侧肋弓（第八至十对肋骨不直接与胸骨相连，而是借助肋软骨与上位肋软骨连接，因而形成弓状结构）向上滑行至两侧肋弓交界处，将另一只手的掌根部紧贴着第一只手的食指平放，使掌根部的横轴与胸骨长轴重合，掌根部所在位置即为按压区，如图 1-8 所示。

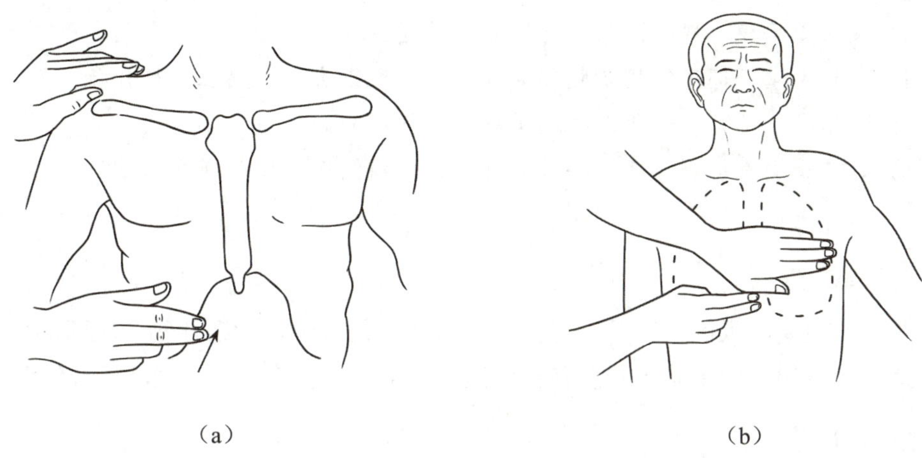


图 1-8　滑行法定按压部位

### 3．定按压动作

护理员将一只手的掌根部置于按压部位，另一只手的掌根部叠放在上面，十指相扣（“扣”），手指翘起不接触胸壁（“翘”）；身体以髋关节为支点稍前倾，双臂伸直（“直”），如图 1-9 所示。

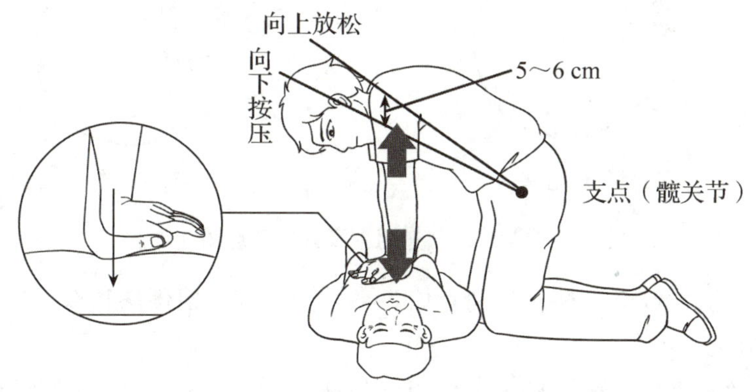


图 1-9　胸外心脏按压动作

### 4．实施按压

护理员借助双臂和身体的重量垂直向下用力、有节奏地按压，按压幅度至少为 5 cm，但尽量避免超过 6 cm。每次按压后放松胸骨，待胸廓完全回弹后再次进行，如此连续按压 30 次（之后做 2 次人工呼吸，此为 1 个周期）。一般来说，按压与放松的时间比为 1∶1，按

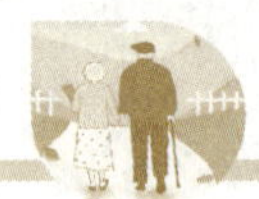


压频率为 100～120 次/min。

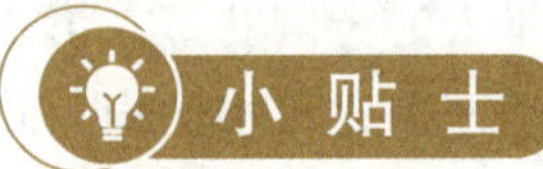

（1）按压时仅掌根部贴在胸骨上，手指不能压在胸壁上，以免引起肋骨骨折。

（2）按压部位要准确，以免错位按压造成其他损伤。

（3）按压应平稳、规律，用力要均匀、适度。

（4）放松时掌根部不能离开胸部定位点，以免下次按压错位引起骨折。

（5）放松时，不可对老年人的胸壁施加任何压力。

（6）每 5 个周期检查一次老年人的呼吸、脉搏情况，以判断按压效果。

### （四）清除异物

护理员应检查老年人的口腔及气道内是否有明显的异物，如呕吐物、脱落的牙齿等，若有，应迅速将其取出。如果老年人没有脊柱损伤，可将其头部偏向一侧，以方便清理。

### （五）开放气道

老年人在呼吸、心搏骤停后会出现全身肌肉松弛，口腔内的舌肌也会松弛后坠而阻塞呼吸道，开放气道可以使舌根上提，从而使气道通畅，如图 1-10 所示。确保气道通畅是心肺复苏成功的关键。

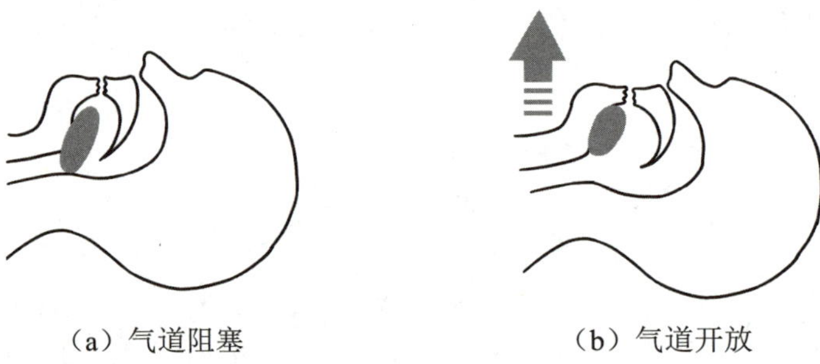

（a）气道阻塞　　（b）气道开放

**图 1-10　气道阻塞及开放示意图**

开放气道的方法大致有三种，分别为抬头举颏法、仰头抬颈法和双手托颌法。

**1．抬头举颏法**

护理员一手放在老年人的前额上，用手掌尺侧（靠小拇指一侧）用力向后压额头，使头后仰，另一手的中指和食指放在下颌骨处，将颏（下巴）向上抬动，如图 1-11 所示。注意：勿用力压迫下颌部软组织，以免造成气道梗阻；对可疑颈椎骨折的老年人，禁止使用此种方法。

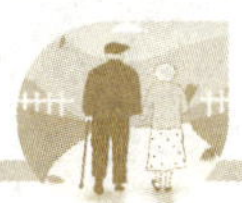

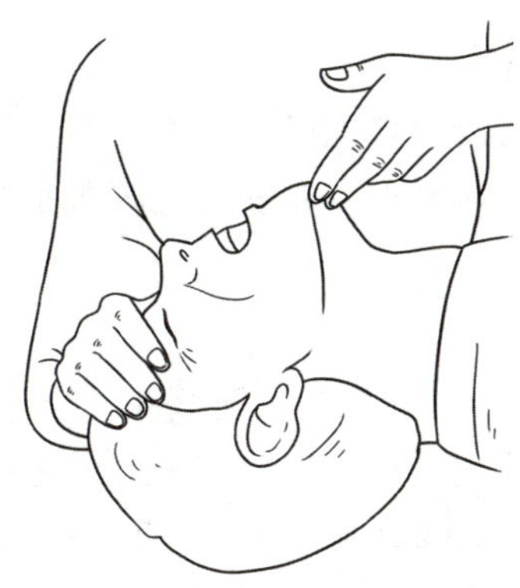

图 1-11　抬头举颏法

2. 仰头抬颈法

护理员一只手放在老年人的颈后将其颈部上抬，另一只手向后下方按压前额，使头后仰、颈部抬起，如图 1-12 所示。注意：对有头颈部外伤的老年人，禁止使用此种方法。

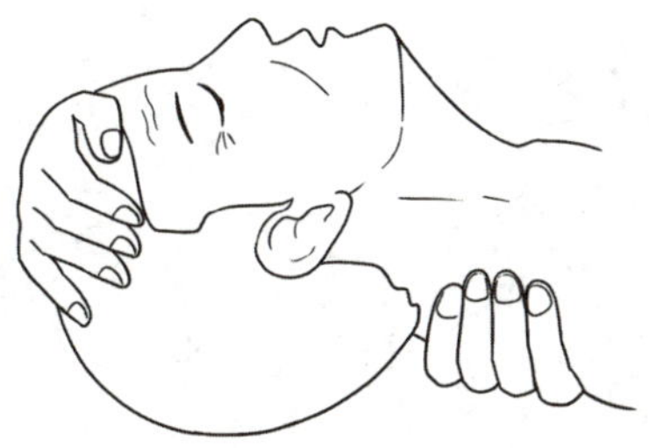

图 1-12　仰头抬颈法

3. 双手托颌法

怀疑老年人有颈椎损伤时，护理员应用双手托颌法开放气道。具体方法如下：两只手分别放置在老年人头部的两侧，肘部支撑在老年人所躺的平面上；握紧其下颌角，用力向上托起下颌。如果老年人双唇紧闭，可用拇指将其口唇分开，如图 1-13 所示。

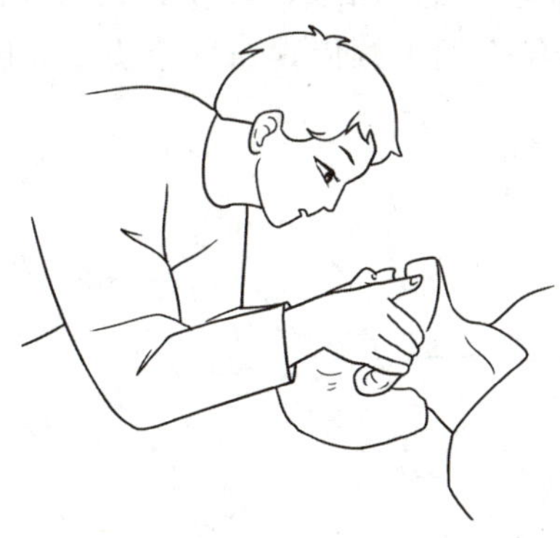

图 1-13　双手托颌法

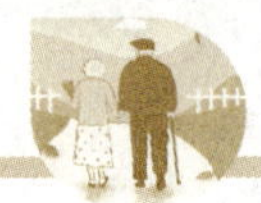



## （六）人工呼吸

老年人的气道通畅之后，若仍没有自主呼吸，应立即施行人工呼吸。常用的方法有口对口人工呼吸、口对鼻人工呼吸等。其中，口对口人工呼吸是最常用、最快速有效的方法。

### 1. 口对口人工呼吸

口对口人工呼吸的操作方法如下：

（1）护理员一只手托起老年人的后颈部，使其头后仰、口张开（“托”），另一只手置于其额部，并用拇指和食指捏紧其鼻孔（“捏”）；用嘴唇封住老年人的口部吹气（“吹”），吹气的同时用眼睛的余光观察老年人的胸廓是否隆起（“看”），如图 1-14（a）所示。

（2）一次吹气完毕后，松开捏紧的鼻孔（“松”），移开口唇（“移”），让老年人被动呼气，观察其胸廓下沉情况（“观”），如图 1-14（b）所示。

（3）重复上述步骤，进行下一次人工呼吸。

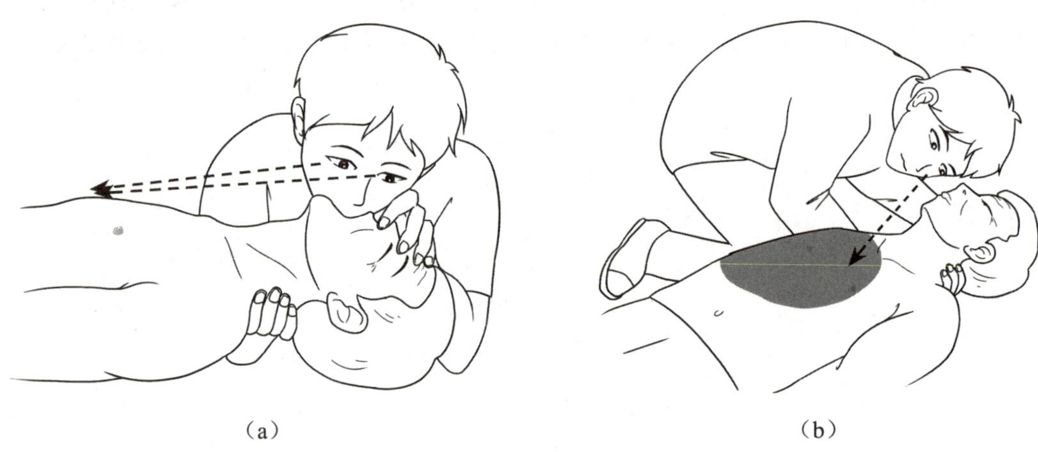

（a）　　　　（b）

图 1-14　口对口人工呼吸

### 2. 口对鼻人工呼吸

口对鼻人工呼吸适用于牙关紧闭、有口唇创伤等无法进行口对口人工呼吸的老年人。具体方法如下：护理员一只手托起老年人的后颈部，使其头后仰；用口唇包住老年人的鼻孔用力吹气，同时用另一只手提起老年人的下颌使其口唇合拢，如图 1-15 所示。

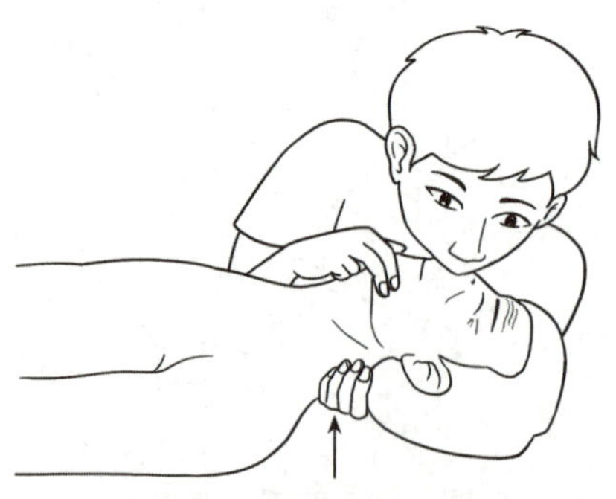

图 1-15　口对鼻人工呼吸

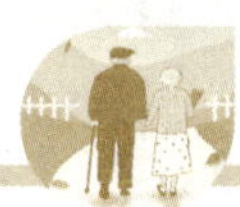

小贴士

（1）人工呼吸一定要在开放气道的前提下进行，否则空气不能进入肺内。

（2）避免急速吹入过量气体，以免吹气过猛、过多使气体进入胃内而发生胃胀气，但吹气量也不宜过少，否则会导致通气不足。

（3）为防止交叉感染，可在老年人的口或鼻上覆盖一层纱布。若条件允许，使用面罩更为理想。

## 三、自动体外除颤器的使用方法

如图 1-16 所示，自动体外除颤器（Automated External Defibrillator，AED）是一种便携式、易于操作、专为现场急救设计，能够经内置电脑分析和确定发病者是否需要予以电除颤，并可于判断后自动给予电除颤的急救设备。除颤能使心肺复苏的抢救成功率提高几倍至几十倍，因此在现场有 AED 时，应优先用 AED 进行除颤。

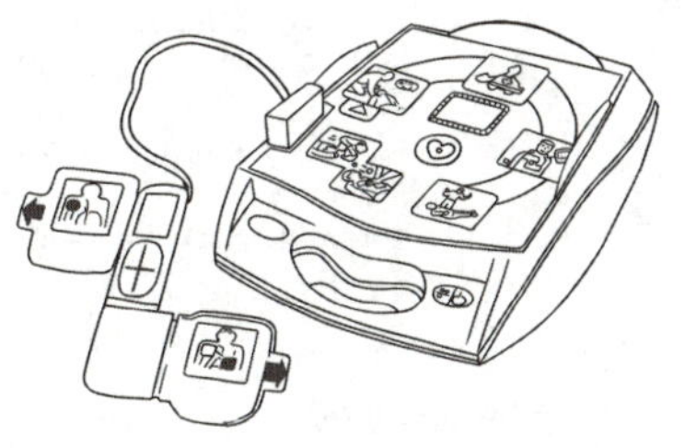

图 1-16　自动体外除颤器

自动体外除颤器的使用方法

AED 的具体使用方法如下：

（1）打开 AED，根据图像和语音提示操作。

（2）脱下老年人的衣服，参考 AED 和电极片上的图示，在其胸部适当位置贴上电极片。通常而言，两块电极片分别贴在右胸上部和左胸左乳头外侧，如图 1-17（a）所示。

（3）听到 AED 语音提示“将电极片的插头插到闪灯旁的插孔内”时，按照提示连接导线插头，如图 1-17（b）所示。

（4）按下“分析”键，AED 将开始分析心律（有些型号在插入电极片插头后会发出语音提示，并自动开始分析心律）。注意：在此过程中绝对不能触碰老年人，即使是轻微的接触都有可能影响 AED 的分析，如图 1-17（c）所示。

（5）分析完毕后，AED 会发出是否进行除颤的建议（如果老年人的心律不正常，AED 会自动开始充电，为下一步电击做准备；如果老年人的心律正常，AED 不会自动充电）。当有除颤指征时，不要与老年人接触，同时告诉身边的人远离老年人，确认周边环境安全后按下“放电”键除颤，如图 1-17（d）所示。

（6）除颤结束后，实施 2 min 心肺复苏，然后再次分析心律、评估、除颤、心肺复苏，如此反复操作至专业救援人员到来，或老年人开始有呼吸、能移动或有反应。

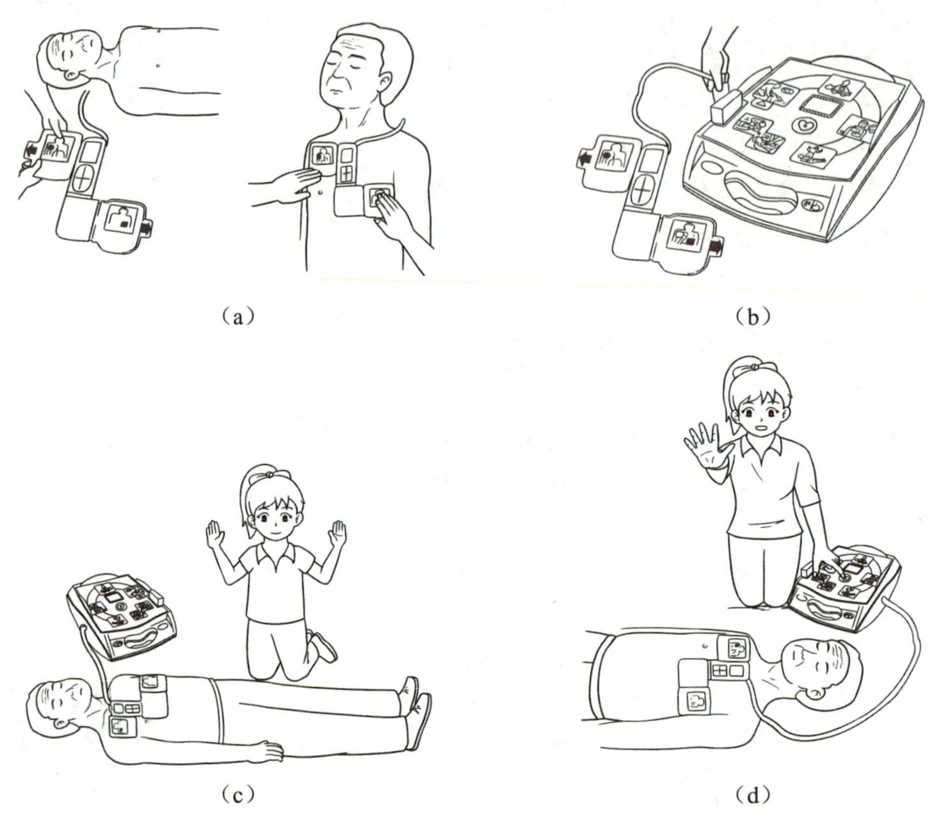

（a）　（b）　（c）　（d）

图 1-17　AED 的操作方法

## 小贴士

（1）如果老年人的胸口有水渍、汗渍，必须先擦干皮肤，再贴电极片，以免电流通过皮肤表面的水渍或汗渍分散至皮肤，而无法到达心脏。

（2）电极片必须贴在皮肤上，不能贴在贴身衣物、膏药上，更不能贴在金属制品上。如果老年人胸毛浓密致使电极片无法贴在皮肤上，则需要先快速剔除胸毛。

（3）如果误将两块电极片贴反，不要试图更换，以免浪费时间，可继续进行下一步操作。

（4）如果老年人已经恢复心跳，可将其安置为稳定侧卧位，但不要关掉 AED 或拿开电极片，应等待专业救援人员前来处理。

（5）对于戴有心脏起搏器或有植入型心律转复除颤器的老年人，一样可以使用 AED，只要确保电极贴片与起搏器植入口之间有一定距离即可。

（6）当取得 AED 后，不宜突然停止徒手心肺复苏，而应在连接导线插头后语音提示分析心律时方可停止，保证中断胸外按压的时间不超过 10 s。

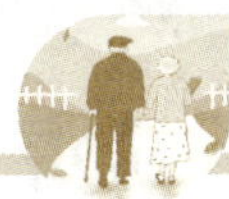

## 四、心肺复苏有效和终止的指征

### （一）心肺复苏有效的指征

（1）瞳孔：由散大到正常，并有对光反射，说明复苏有效；散大固定，说明复苏无效。

（2）面色（口唇）：由青紫变为红润，说明复苏有效；变为灰白，说明复苏无效。

（3）神志：出现眼球活动、睫毛反射、手脚抽动，说明复苏有效；若无这些表现，则说明复苏无效。

（4）自主呼吸：出现自主呼吸说明复苏有效，但不一定意味着可以停止人工呼吸，若其自主呼吸微弱且不稳定，仍应坚持人工辅助呼吸。

**小贴士**

（1）急救过程中须反复评估复苏效果，第一次评估在急救 2 min 后进行，以后每 5 min 评估一次，直到老年人的心跳恢复或专业救援人员接管。

（2）急救时最好至少两人一起轮流做胸外心脏按压和人工呼吸，避免过度疲劳导致按压效果不佳。

### （二）心肺复苏终止的指征

心肺复苏应坚持不间断地进行，不可轻易做出停止复苏的决定，但如果出现下列情况，则可考虑终止心肺复苏：

（1）老年人恢复自主呼吸和心跳。

（2）心肺复苏持续 30 min 以上，老年人仍无反应、无自主呼吸。

（3）有专业救援人员到场，确认老年人已经死亡。

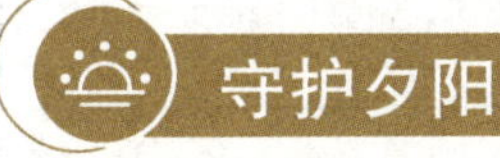


**暖心守护，乐享服务**

为提升老年人的急救意识和自救能力，新湾街道康养联合体、居家养老服务中心联合开展了心肺复苏培训活动。

活动现场，专业救援人员为老人们深入细致地讲解了心肺复苏的基础知识和操作步骤，并通过逼真的模拟演练，让老人们切实了解了心肺复苏的实际操作过程。在医护人员的耐心指导下，老人们积极踊跃地尝试胸外心脏按压和人工呼吸模拟操作。

此次活动的开展，不仅使老人们熟练掌握了心肺复苏这项基本技能，还进一步增强了他们在面对突发状况时的应对能力。“这样的活动极具实用价值，让我们在紧急关头能够自救互救，为自己和他人的生命安全筑牢了一道坚实的防线。”老人们纷纷表示。

此外，居家养老服务中心还开展了一场智能手机培训活动，以帮助老年人更好地掌握现代科技，享受数字化生活的便利。工作人员结合老年人的生活习惯，向老人们教授如何通过智能手机查询健康信息、观看急救操作视频等实用技能。老人们学习热情高涨，纷纷拿出自己的手机跟随操作。遇到不懂的问题，他们积极提问，工作人员一一进行解答。

接下来，新湾街道将持续开展此类惠民服务活动，以不断提升老人们的综合素养，为他们的晚年生活提供全方位的保障。

资料来源：《暖心守护 乐享服务！新湾街道居家养老服务中心开展惠民服务活动》，杭州钱塘新区管理委员会官网，2024 年 5 月 9 日，有改动

## 任务实施

### 为王爷爷实施心肺复苏

实施步骤如下：

（1）三人一组，根据情景导入改编一份情景剧剧本，并续写“杨姐”对“王爷爷”采取的急救措施。

（2）根据剧本进行角色扮演和急救技术模拟演练，并完善表 1-1 的内容。注意：完成一组施救程序即可，演练结束时须口述心肺复苏有效和终止的指征。

表 1-1 任务实施记录表

<table>
<tr><td>任务名称</td><td colspan="3"></td></tr>
<tr><td>实施人</td><td></td><td></td><td></td></tr>
<tr><td>任务分工</td><td></td><td></td><td></td></tr>
<tr><td>任务准备<br>（材料、工具、设备等）</td><td colspan="3"></td></tr>
<tr><td>实施流程</td><td colspan="3"></td></tr>
<tr><td>已解决问题</td><td colspan="3">问题描述：<br><br>解决方法：</td></tr>
<tr><td>待解决问题</td><td colspan="3"></td></tr>
</table>

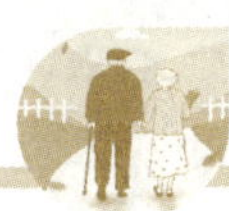

# 任务二　掌握止血法

情景导入

晚餐后，孙爷爷在小区公园里散步。由于只顾着看孩子们嬉闹，孙爷爷没有注意到地上被孩子们随意摆放的自行车，被绊倒在地。孙爷爷艰难地坐起来，发现自己多处摔伤，尤其是膝盖，流了很多血。社区老年医疗护理员崔姐刚好路过看到了这一幕，赶忙上前救护。

**思考：**

（1）崔姐应该对孙爷爷采取哪些急救措施？

（2）对孙爷爷实施上述急救措施时需要注意什么？

血液是维持生命的重要物质，成人血液约占自身体重的 8%。健康成人一次失血量不超过总血量的 10%，对身体影响不大；当超过总血量的 20%时，可出现面色苍白、冷汗淋漓、手脚发凉、呼吸急促、脉搏快而细、血压下降、意识模糊等出血性休克症状；当超过总血量的 40%时，就会发生严重的并发症甚至危及生命。因此，采取及时、有效的止血措施对挽救生命、稳定机体的生命体征、减少并发症等具有非常重要的意义。一般来说，应按下列步骤实施止血法。

## 一、判断出血类型

出血是指血液从血管内溢出的现象（本书以外出血讲解为主）。出血对机体的影响取决于出血部位、出血量和出血速度，因而判断出血的类型对于急救具有一定的指导意义。

根据出血血管不同，可将出血分为动脉出血、静脉出血和毛细血管出血，如表 1-2 所示。

表 1-2　出血的类型

| 类型 | 出血速度 | 出血状 | 出血颜色 | 出血量 | 出血结果 |
| --- | --- | --- | --- | --- | --- |
| 动脉出血 | 快 | 喷射状 | 鲜红 | 多 | 须尽快控制 |
| 静脉出血 | 稍缓慢 | 涌出状 | 暗红 | 较多 | 较动脉出血易控制 |
| 毛细血管出血 | 慢 | 点状渗出，并逐渐融合成片 | 鲜红 | 少 | 可自行凝固 |

## 二、准备止血材料

常用的止血材料有无菌敷料、绷带、三角巾、创可贴、止血带等。如果没有，可就地取材，如干净的毛巾、衣服、手帕等，但禁止用电线、铁丝、尼龙绳等代替止血带。

## 三、选用合理的止血方法

### （一）直接压迫止血法

直接压迫止血法是急救中应用最多、最易掌握、最快捷、最有效的即刻止血法，可用于大部分外出血的止血（伤口处有异物时禁用）。

操作方法：首先，快速检查老年人伤口内有无异物，如果有表浅小异物，可将其取出；其次，用无菌敷料或干净的毛巾、衣物等覆盖伤口，用手持续用力压迫，如图 1-18 所示。如果敷料被血液浸透，不要更换，再取干净的敷料覆盖在原有敷料上继续压迫止血，直至专业救援人员到来。

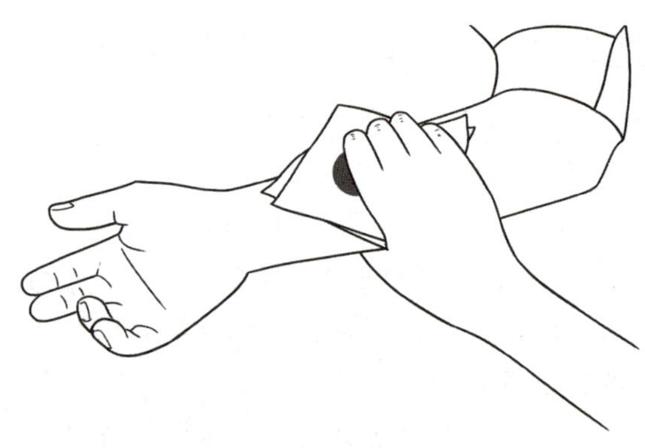

图 1-18　直接压迫止血法

### （二）加压包扎止血法

加压包扎止血法是常用且有效的一种止血方法，适用于体表及四肢的毛细血管、静脉和小动脉出血。

操作方法：首先，将无菌敷料或干净的毛巾、衣物等覆盖在伤口上（覆盖范围要至少超过伤口周边 3 cm），如图 1-19（a）所示；其次，用绷带、三角巾或布条等加压包扎（具体方法见本任务“二、包扎术”），如图 1-19（b）所示。包扎松紧度以能达到止血目的为宜。

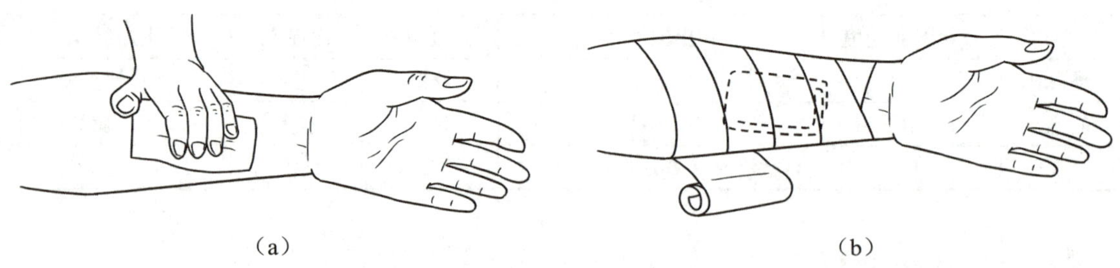

（a）　（b）

图 1-19　加压包扎止血法

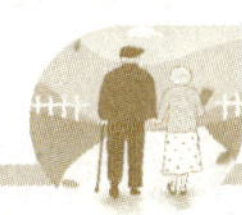

## （三）指压止血法

指压止血法是一种简单有效的止血方法，它是根据动脉的走向，在伤口的近心端用手指压住动脉来达到临时止血目的的一种方法。

指压止血法

指压止血法主要适用于头颈部和四肢的动脉出血。实施指压止血法时，要找准按压部位适度压迫，以伤口不出血为宜，且压迫时间不宜过长，在血止住后应立即换用其他止血方法。根据压迫部位不同，指压止血法又可分为下列几种具体方法。

### 1．头面部指压止血法

（1）颈总动脉压迫止血法。颈总动脉压迫止血法适用于一侧头面部出血。操作方法：首先，将拇指或其余四指放在伤侧气管与胸锁乳突肌（转头时从耳后到胸骨的一块肌肉）前缘之间的沟内，触摸到搏动的颈总动脉；其次，将颈总动脉向后压于颈椎上，如图 1-20 所示。应注意，禁止两侧同时压迫，以免影响脑部供血。

（2）颞浅动脉压迫止血法。颞浅动脉压迫止血法适用于一侧头顶部及颞部出血。操作方法：首先，用拇指或食指在同侧外耳门的前上方、颧骨弓部摸到搏动的颞浅动脉；其次，将颞浅动脉压向下颌关节面，如图 1-21 所示。

（3）面动脉压迫止血法。面动脉压迫止血法适用于一侧颜面部出血。操作方法：首先，用拇指或食指在同侧咬肌（咬紧牙关，在面颊后部可触及一条呈带状绷紧的肌肉）前缘与下颌骨下缘交界处摸到搏动的面动脉；其次，将面动脉压向下颌骨面，如图 1-22 所示。

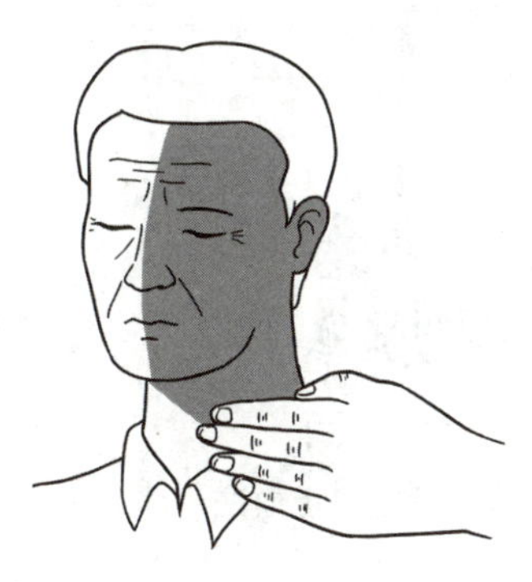

图 1-20　颈总动脉压迫止血法

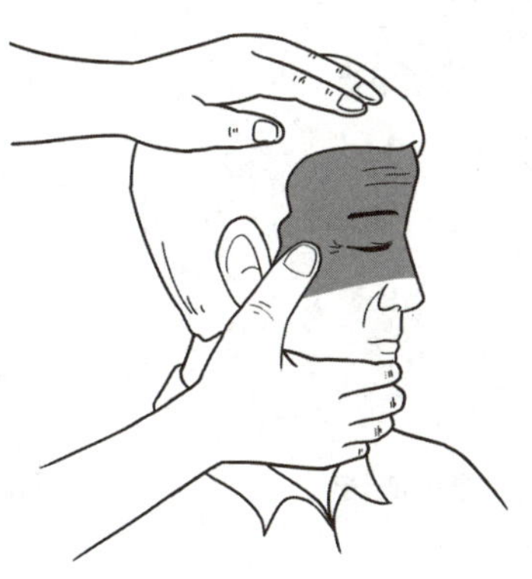

图 1-21　颞浅动脉压迫止血法

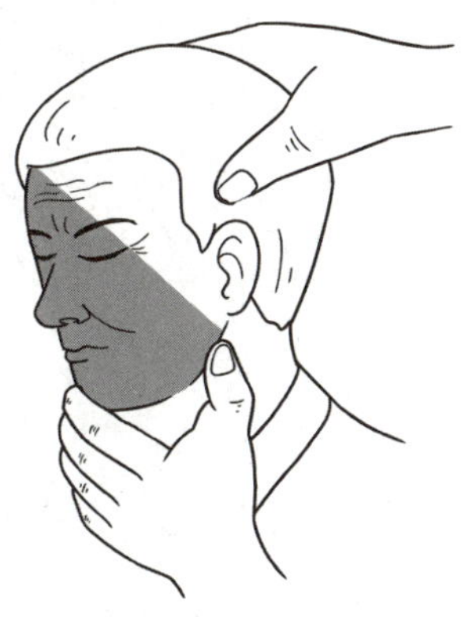

图 1-22　面动脉压迫止血法

### 2．上肢指压止血法

上肢指压止血法是通过压迫锁骨下动脉，达到对肩部、腋部、上肢出血的止血目的的方法。操作方法：首先，用拇指在同侧锁骨上凹处摸到搏动的锁骨下动脉；其次，将其余四指放在颈后，将拇指向凹处下压，把锁骨下动脉压在深处的骨上，如图 1-23 所示。

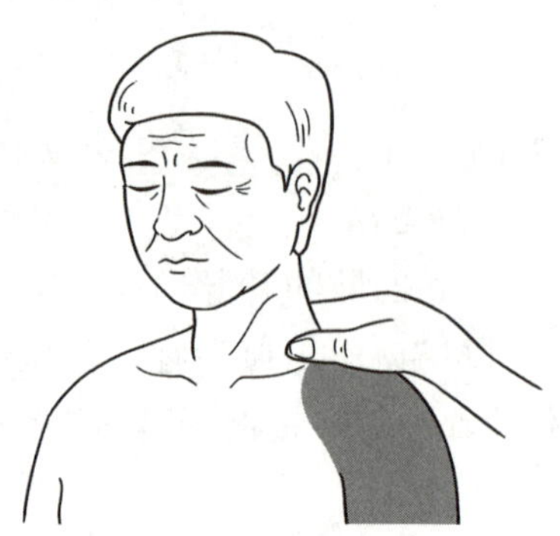

图 1-23　上肢指压止血法

3．手、前臂指压止血法

（1）尺动脉、桡动脉压迫止血法。尺动脉、桡动脉压迫止血法适用于手部出血。操作方法：首先，将伤侧手臂抬高；其次，用双手拇指分别在腕部上方内、外两侧摸到搏动的尺动脉、桡动脉；再次，用双手拇指分别压迫止血，如图 1-24 所示。

（2）肱动脉压迫止血法。肱动脉压迫止血法适用于前臂出血。操作方法：首先，一只手握住伤侧手臂的腕部，将上肢外展外旋，屈肘抬高上肢；其次，另一只手的拇指或其余四指在上臂肱二头肌内侧沟处摸到搏动的肱动脉；再次，施加压力将肱动脉压在肱骨上，如图 1-25 所示。

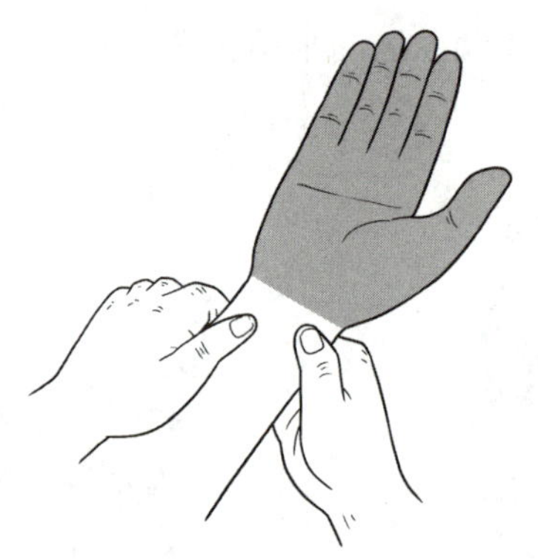

图 1-24　尺动脉、桡动脉压迫止血法

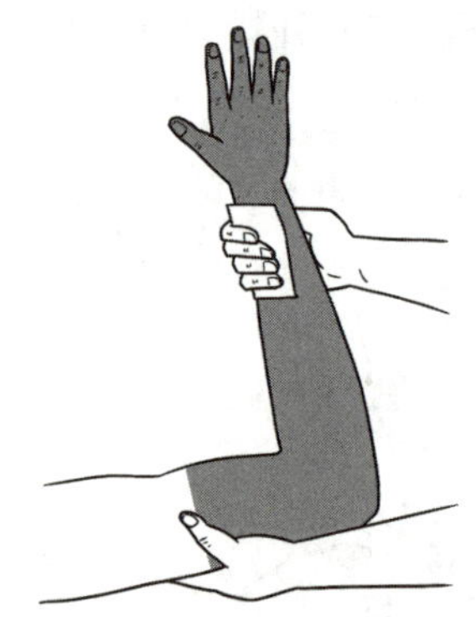

图 1-25　肱动脉压迫止血法

4．下肢指压止血法

（1）足背动脉、胫后动脉压迫止血法。足背动脉、胫后动脉压迫止血法适用于足部出血。操作方法：首先，摸到足背中间近脚腕处的足背动脉和足跟内侧与内踝之间搏动的胫后动脉；其次，用双手拇指分别压迫止血，如图 1-26 所示。

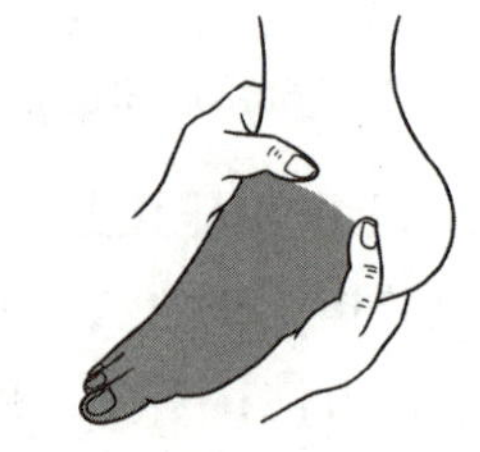

图 1-26　足背动脉、胫后动脉压迫止血法

（2）股动脉压迫止血法。股动脉压迫止血法适用于大腿以下部位出血。操作方法：首先，在腹股沟韧带中点稍下方、大腿根处摸到搏动的股动脉；其次，将双手拇指重叠或用

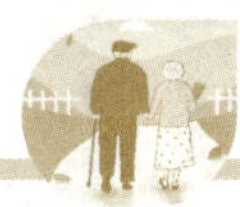

掌根施以重力压迫止血，如图 1-27 所示。

（3）腘动脉压迫止血法。腘动脉压迫止血法适用于小腿以下部位出血。操作方法：首先，在腘窝（膝关节后面呈菱形的窝状结构）横纹中点处摸到搏动的腘动脉；其次，用拇指垂直向下压迫止血，其余手指固定膝部，如图 1-28 所示。

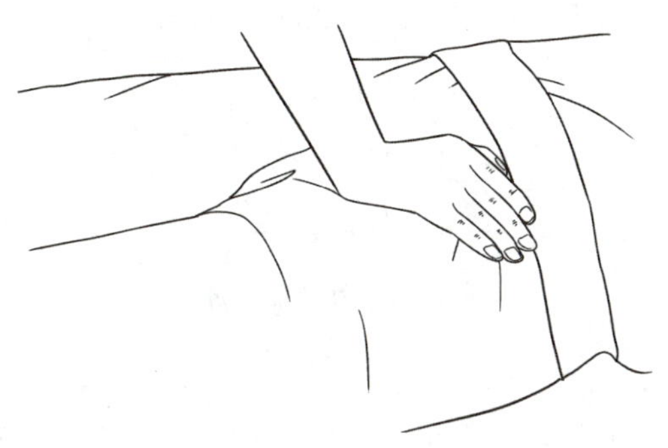

图 1-27　股动脉压迫止血法

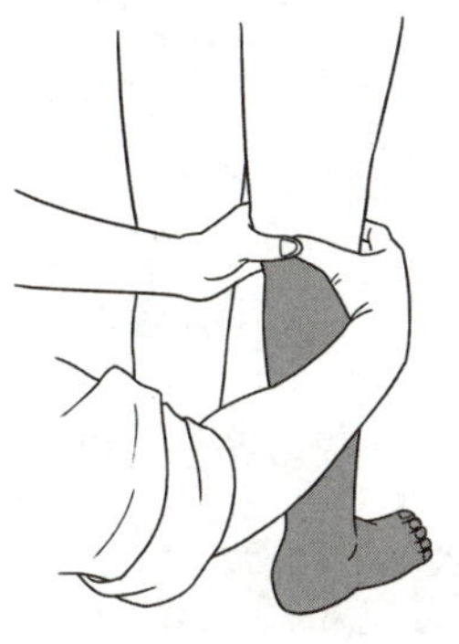

图 1-28　腘动脉压迫止血法

## （四）加垫屈肢止血法

加垫屈肢止血法适用于出血量较大但无骨折、无关节脱位的四肢出血。

### 1. 上肢加垫屈肢止血法

（1）上臂加垫屈肢止血法。上臂出血时，首先在腋窝处放置纱布或毛巾等，其次将前臂屈曲于胸前，再次用宽布条、绷带或三角巾固定屈肘位，如图 1-29 所示。

（2）前臂加垫屈肢止血法。前臂出血时，首先在肘窝处放置纱布或毛巾等，其次屈曲肘关节，再次用宽布条、绷带或三角巾固定屈肘位，如图 1-30 所示。

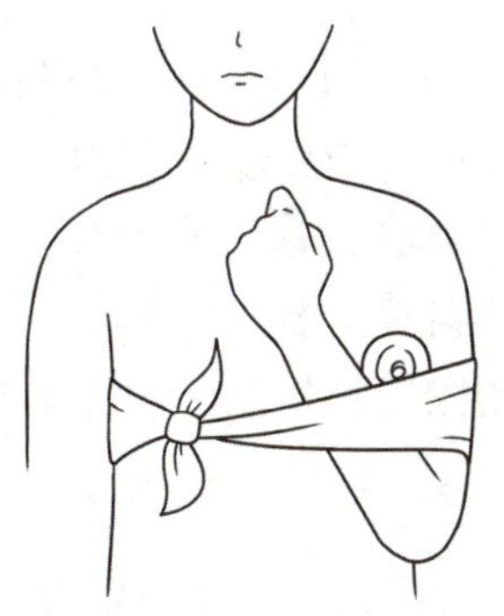

图 1-29　上臂加垫屈肢止血法

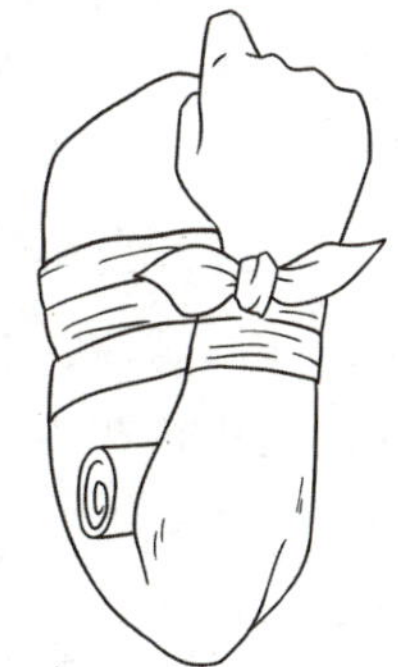

图 1-30　前臂加垫屈肢止血法

### 2. 下肢加垫屈肢止血法

（1）小腿加垫屈肢止血法。小腿出血时，首先在腘窝处放置纱布或毛巾等，其次屈曲膝关节，再次用宽布条、绷带或三角巾固定屈膝位，如图 1-31 所示。

（2）大腿加垫屈肢止血法。大腿出血时，首先在大腿根部放置纱布或毛巾等，其次屈曲髋关节和膝关节，再次用宽布条、绷带或三角巾将腿与躯干固定，如图 1-32 所示。

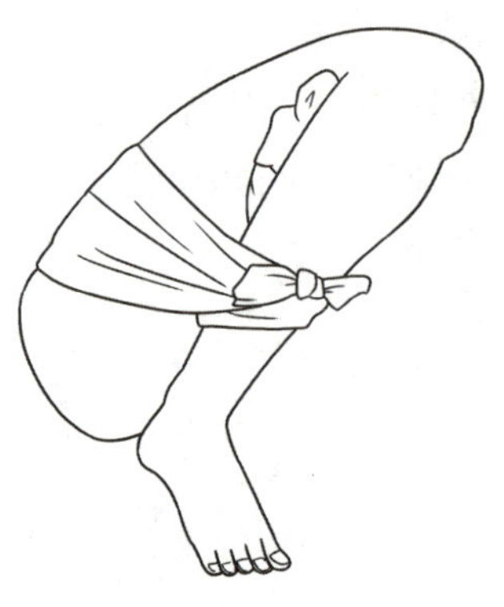
图 1-31　小腿加垫屈肢止血法

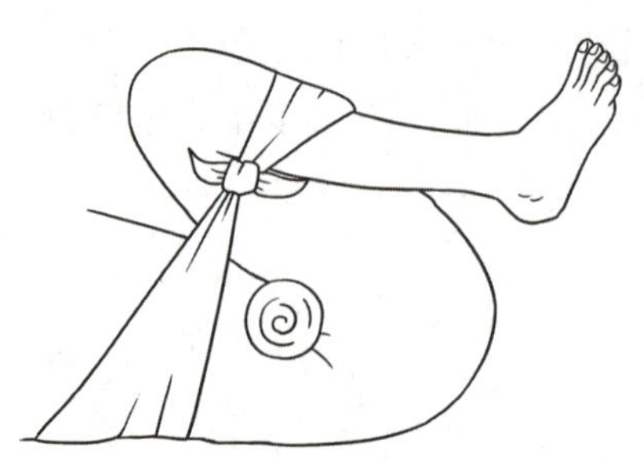
图 1-32　大腿加垫屈肢止血法

小贴士

使用加垫屈肢止血法时，要随时注意肢体远端的血液循环情况。一般来说，如果血液循环完全被阻断，需要每隔 40～50 min 缓慢松开绑带 3～5 min，以防肢体缺血而坏死。

### （五）止血带止血法

止血带止血法一般适用于四肢大动脉出血或加压包扎不能有效控制的大出血。但止血带使用不当或使用时间过长易造成更严重的出血或远端肢体缺血、坏死，因此应慎用止血带止血法。常用的止血带止血法有以下两种。

**1．旋压式制式止血带止血法**

操作方法：首先，将裤脚或袖口卷起，铺平整，避免皱折，或取纱布、毛巾等软织物作为衬垫（紧急情况下也可直接使用止血带）置于伤口的上方（近心端）；其次，取出止血带（见图 1-33），打开自粘带，将自粘带环套于卷起的裤脚、袖口或纱布、毛巾上；再次，将自粘带穿过卡扣后拉紧，并反向粘紧（粘紧时不要盖住旋棒）；最后，转动旋棒至出血停止，将旋棒固定于锁扣内，多余自粘带继续缠绕后用固定带封闭，如图 1-34 所示。

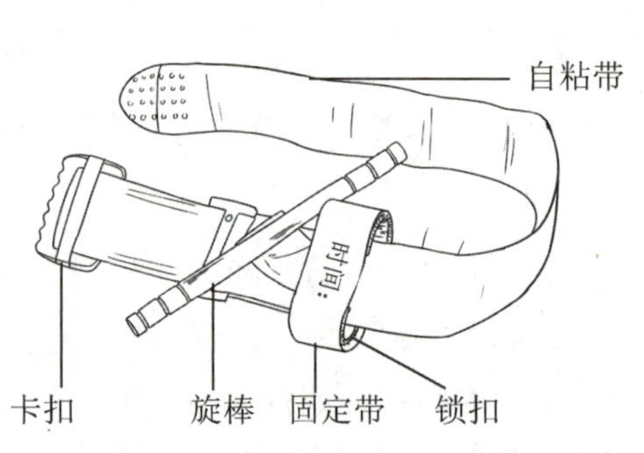

图 1-33　旋压式制式止血带

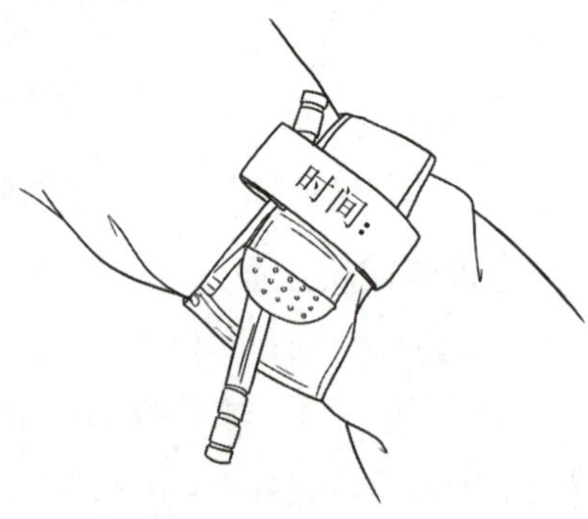

图 1-34　旋压式制式止血带止血法

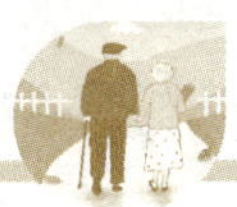

2．绞紧止血法

操作方法：首先，将纱布、毛巾或衣物等软织物折成宽带状，作为衬垫环形垫好伤肢；其次，将一条宽布带绕衬垫一周，拉紧打一个活结；再次，取一根绞棒（如小木棍、筷子、笔等）插在活结旁的圈内，提起绞棒按顺时针方向绞紧，当触及不到远端动脉搏动时将绞棒一端插入活结内，拉紧活结固定，如图 1-35 所示。

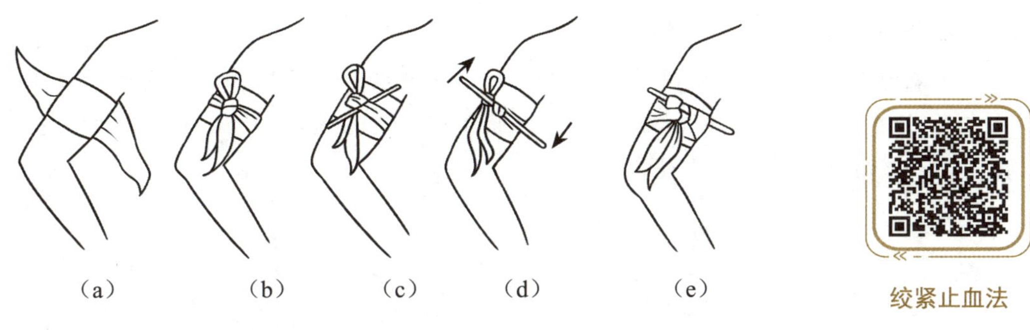


图 1-35　绞紧止血法

**小贴士**

（1）扎好止血带后，须在明显部位注明扎止血带的时间。不要在现场做不必要的停留，尽快将老年人送往有条件的医院救治。

（2）应坚持科学、合理原则设置止血带的使用时间。现场急救时，应尽可能缩短止血带的使用时间，最长使用时间不应超过 2 h。但如果客观情况无法到医院救治或者无其他可替代的止血办法，则在得到正规救援前不可解除止血带。

## （六）填塞止血法

填塞止血法一般适用于较大且深的伤口出血，或不适用指压止血法和止血带止血法的出血。

操作方法：首先，将无菌纱布、敷料（现场没有这些材料时，可用干净的布料替代）轻轻塞入伤口将伤口填实；其次，用无菌纱布或干净的布块覆盖伤口；再次，用绷带或布条等加压包扎固定，如图 1-36 所示。

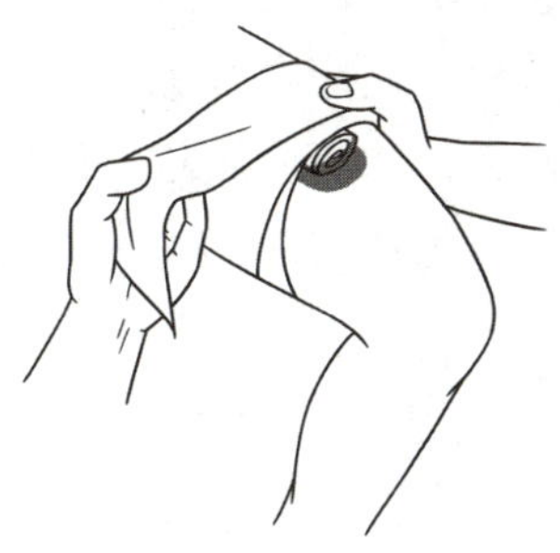

图 1-36　填塞止血法

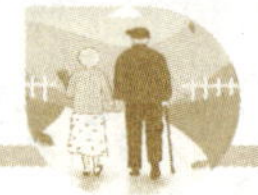


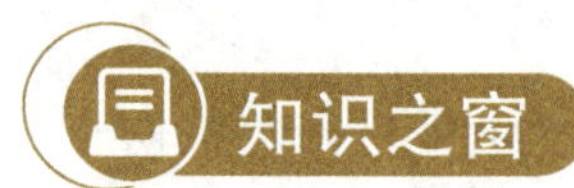


### 鼻出血的止血方法

鼻出血时，较为有效的止血方法是指压止血法和填塞止血法。

1. 指压止血法

如果出血量小，可让老年人坐下并低头，用拇指和食指紧紧地将两侧鼻翼压向鼻中隔，暂时用嘴呼吸，如图 1-37 所示。一般压迫 5～10 min，出血即可止住。若条件允许，在前额敷冷毛巾效果更佳。

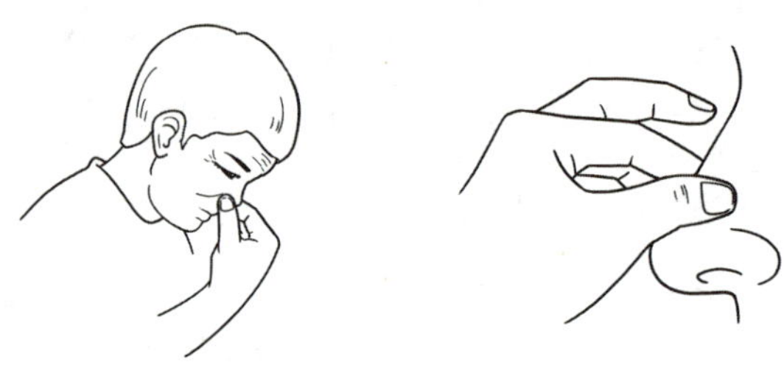

图 1-37　鼻出血指压止血法

2. 填塞止血法

如果出血量大，可将纱布等卷成鼻孔粗细的条状填充鼻腔。

经上述处理后，一般鼻出血都可止住。如果仍出血不止，须及时去医院治疗。

## 四、注意事项

（1）止血时尽可能戴上医用手套或其他防水手套。若无手套，可用塑料袋等作为隔离层。

（2）止血时应脱去或剪开老年人的衣服暴露伤口，以便检查出血部位。

（3）根据出血部位及出血量的多少，采取不同的止血方法。

（4）不要对嵌有异物或骨折断端的外露伤口直接进行压迫止血。

（5）不要去除被血液浸透的敷料，而应在其上方另加敷料并保持压力。

（6）肢体出血时，应当将受伤部位抬高到超过心脏的位置。

（7）止血带只有在紧急情况下方可使用。

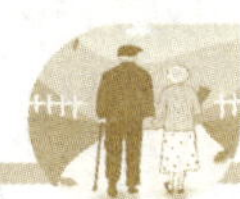

## 任务实施

### 为孙爷爷止血

实施步骤如下：

（1）两人一组，根据情景导入改编一份情景剧剧本，并续写“崔姐”对“孙爷爷”采取的止血措施。

（2）根据剧本进行角色扮演和止血法模拟演练，并完善表 1-3 的内容。

表 1-3　任务实施记录表

| 任务名称 | | |
|---|---|---|
| 实施人 | | |
| 任务分工 | | |
| 任务准备<br>（材料、工具、设备等） | | |
| 实施流程 | | |
| 已解决问题 | 问题描述：<br><br>解决方法： | |
| 待解决问题 | | |

# 任务三　掌握包扎术

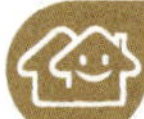

情景导入

一天下午，年近七十的王爷爷在养老院后面的山坡上散步时被一块松动的石头绊倒，重重地摔在地上。疼痛感瞬间袭来，他发现自己的右小腿被树枝划开了一道深深的口子，鲜血直流。

王爷爷强忍着疼痛试图站起来，却发现伤口出血过多，根本无法行走。幸运的是，他带了手机，于是立刻拨打了养老院的紧急呼救电话。

护理员小李接到电话后，立刻叫上小张赶往现场。

**思考：**

（1）小李和小张应携带哪些急救物品赶往现场？

（2）若使用任务二所讲的止血法，敷料不好固定，不便于两人帮助王爷爷返回养老院，可采取什么样的方法解决这一问题？

包扎具有保护伤口、减少污染、压迫止血、固定敷料和夹板等作用。常用的包扎材料有绷带、三角巾及就地取用的可替代材料，如相对干净的毛巾、领带、围巾、衣服等。

## 一、包扎要求

（1）包扎时尽可能戴医用手套或其他防水手套，做好自我防护。

（2）包扎前先脱去或剪开老年人的衣服，暴露伤口，以利于检查伤情。

（3）包扎材料应尽量洁净、无菌，避免伤口发生感染。

（4）包扎前应先简单清洁伤口并覆盖无菌敷料，再进行包扎。

（5）包扎方向应从远心端向近心端，以利于血液回流。包扎四肢时，应露出指（趾）端，以便于随时观察血液循环情况。

（6）包扎时要准、快、轻、牢。包扎部位要准确、严密、不遗漏，以免污染伤口；包扎动作要轻柔、敏捷，以免增加老年人的疼痛感和出血量；包扎松紧度要适宜，牢靠但不过紧，以免妨碍血液流通和压迫神经。

（7）将绷带、三角巾或其他布料固定打结时，尽量将结放在肢体的外侧面，并避开伤口、骨隆凸处及易受压的部位。

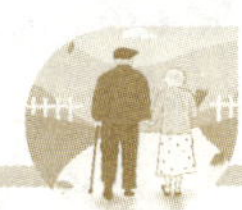

## 二、包扎方法

### （一）绷带包扎法

绷带包扎法

绷带包扎法是一种用途最广、最方便的包扎方法。常用的绷带种类有纱布、棉布、弹力绷带等。绷带包扎的基本方法有环形包扎法、蛇形包扎法、螺旋形包扎法、螺旋反折包扎法、“8”字包扎法、回返包扎法等。

**1．环形包扎法**

环形包扎法适用于包扎粗细均匀的部位（如颈、腕、胸等处），以及各种绷带包扎法的起始和结束。

操作方法：将绷带做环形缠绕，第 1 圈稍呈斜形，第 2 圈将第 1 圈斜出的一角压于环形圈内，环绕几圈（一般 4～5 圈即可）后用胶布或别针固定，如图 1-38 所示。

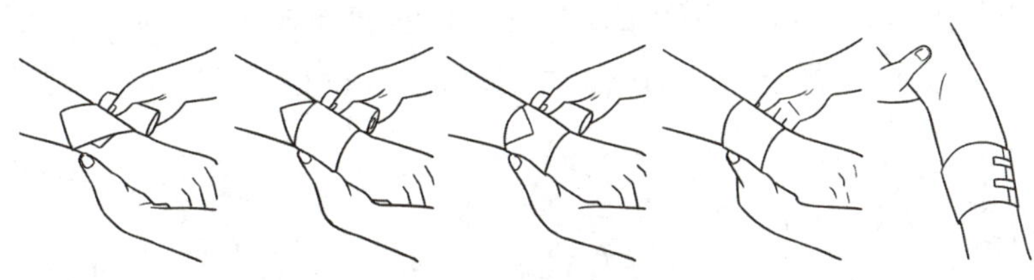

图 1-38　环形包扎法

**2．蛇形包扎法**

蛇形包扎法适用于固定夹板、简单固定或需要由一处迅速延伸至另一处时。

操作方法：首先，环形包扎两圈；其次，将绷带斜向上缠绕，相邻两段绷带的间隔宽度约为绷带的宽度，保证互不遮盖；再次，以环形包扎结束，如图 1-39 所示。

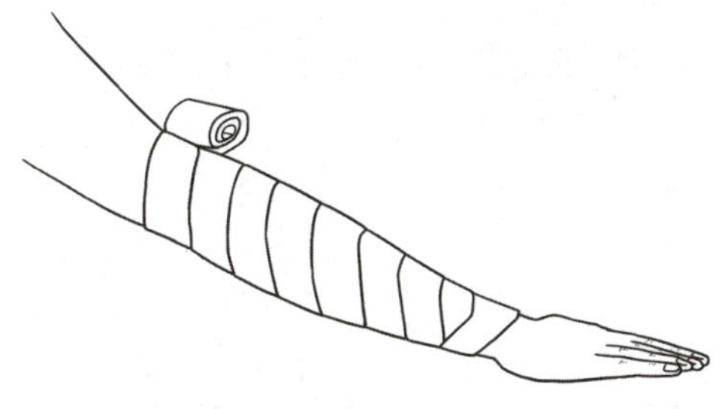

图 1-39　蛇形包扎法

**3．螺旋形包扎法**

螺旋形包扎法适用于包扎粗细较为均匀的部位，如四肢、躯干等。

操作方法：首先，环形包扎两圈；其次，将绷带斜向上环形重叠缠绕，每圈绷带覆盖上一圈的 1/2～2/3；再次，以环形包扎结束，如图 1-40 所示。

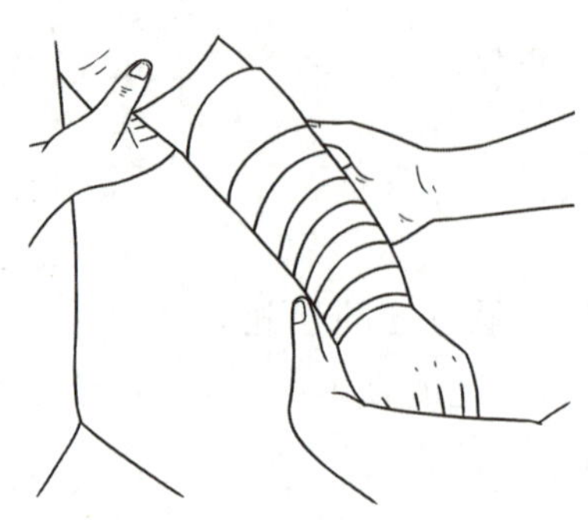

图 1-40　螺旋形包扎法

4．螺旋反折包扎法

螺旋反折包扎法适用于包扎上下粗细相差较大的肢体部位，如前臂、小腿等。

操作方法：与螺旋形包扎法基本相同，只是每圈螺旋向上包扎时必须向下反折一次。反折时用左手拇指压住反折处，右手将绷带反折向下拉紧缠绕肢体，最后以环形包扎结束，如图 1-41 所示。注意将反折部置于同一轴线上并避开伤口或骨隆凸处。

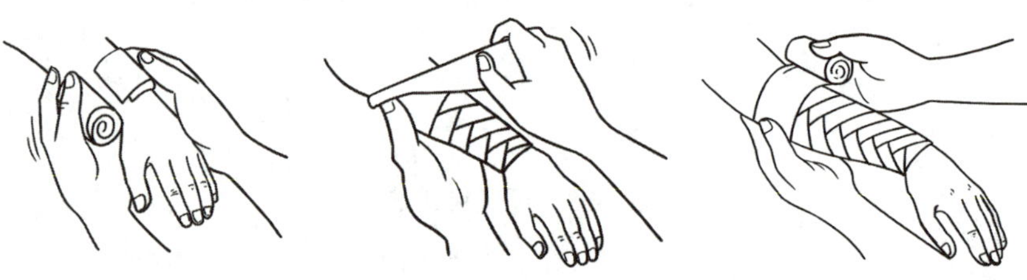

图 1-41　螺旋反折包扎法

5．“8”字包扎法

“8”字包扎法适用于包扎肢体粗细不等的部位及屈曲的关节处，如手掌、肘、膝盖、踝等。

操作方法：首先，在受伤部位的远端环形包扎两圈；其次，从上至下、从下至上地围绕伤口往复做“8”字形缠绕，且每圈绷带覆盖上一圈的 1/3～1/2；再次，以环形包扎结束，如图 1-42 所示。

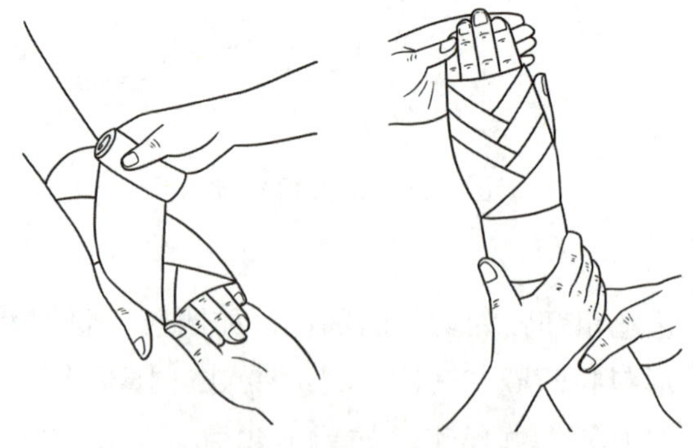

图 1-42　“8”字包扎法

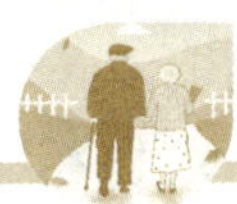

6．回返包扎法

回返包扎法适用于包扎头顶部、肢体末端或断肢部位。

操作方法：环形包扎两圈后向上或向下反折绷带，由助手按压住反折端，将绷带向前、向后来回反折。第一圈通常从中部开始，然后各圈一左一右交替包扎，每一来回均覆盖前一圈的 1/3～1/2，直至将伤口全部包住，最后再做环形包扎将反折处压住固定，如图 1-43 所示。

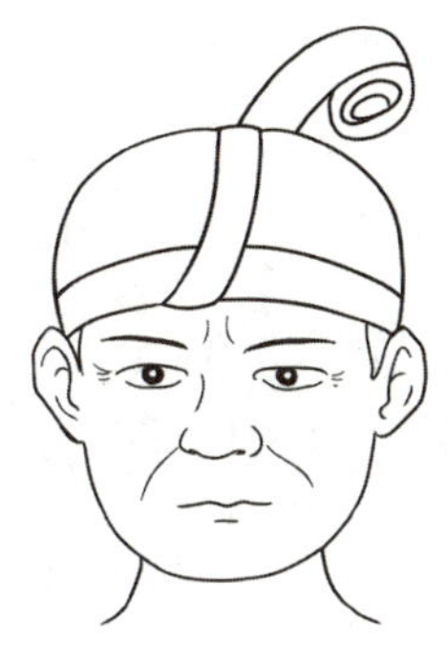
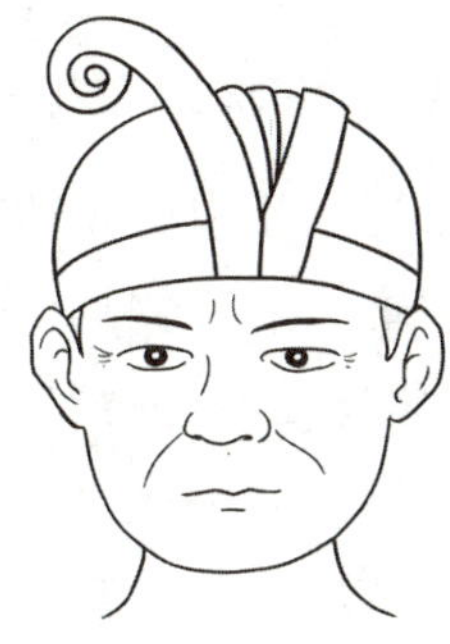
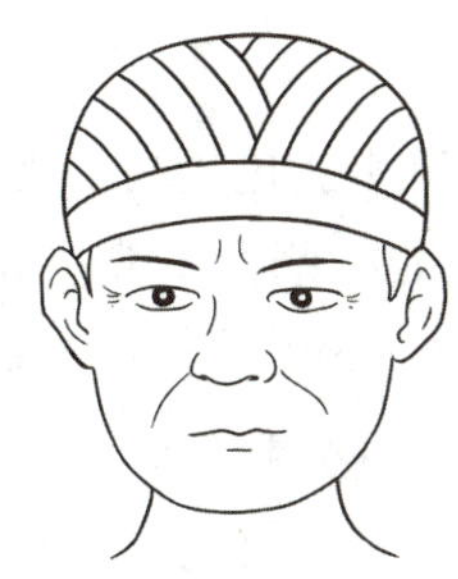

图 1-43　回返包扎法

## （二）三角巾包扎法

三角巾用途广泛，可用于躯干和四肢的伤口包扎，也可用于小伤口的包扎或用作悬臂带。使用时，可将三角巾折叠成带状或燕尾式（见图 1-44），也可将两块三角巾连接成双燕尾式（见图 1-45）或蝴蝶式（见图 1-46）。

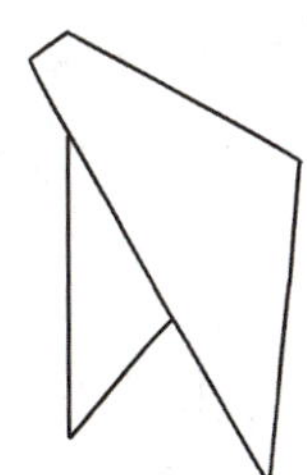

图 1-44　燕尾式三角巾

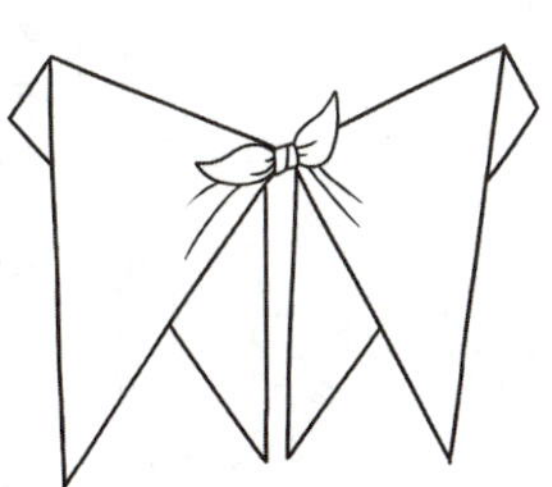

图 1-45　双燕尾式三角巾

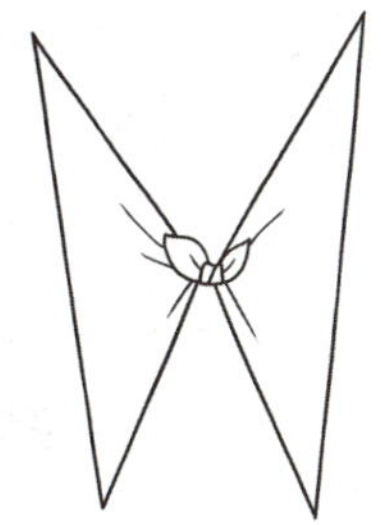

图 1-46　蝴蝶式三角巾

1．头、面部包扎法

（1）头部帽式包扎法。头部帽式包扎法适用于包扎头顶部外伤。

操作方法：首先，将三角巾的底边折叠为两层，放在前额眉弓上部；其次，将顶角经头顶拉到枕后，将底边经两耳上方向后牵拉，在顶角上方交叉后再经两耳上方到额部拉紧、打结；再次，将顶角向上反折、整理嵌入底边内，如图 1-47 所示。

三角巾包扎法

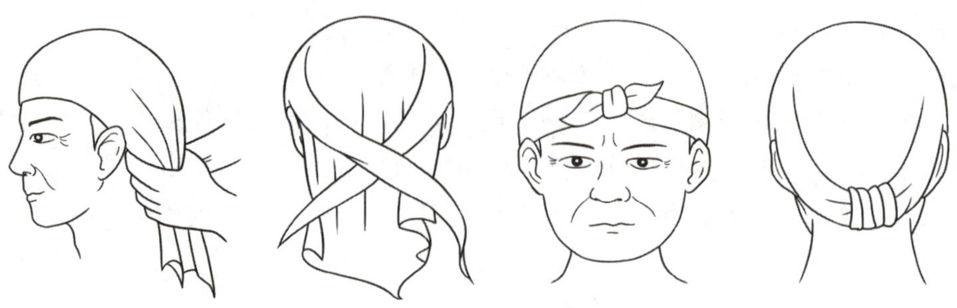

图 1-47　头部帽式包扎法

（2）风帽式包扎法。风帽式包扎法适用于包扎头顶部外伤。

操作方法：首先，将三角巾顶角和底边中点各打一个结，将顶角结放在额前中央，底边结放在后脑勺下方，包住头部；其次，将底边两端拉紧并向外反折，交叉向前包住下颌部；再次，将底边两端绕到颈后打结固定，如图 1-48 所示。

（3）面具式包扎法。面具式包扎法适用于包扎面部外伤。

操作方法：首先，将三角巾顶角打一结，将顶角结放在额顶部，用三角巾罩住头面部，在适当位置（眼和口鼻处）剪孔，露出眼和口鼻；其次，提起底边左、右角拉向枕后并交叉，使底边紧紧包裹住下颌；再次，将两角拉回前方，在下颌下打结，如图 1-49 所示。

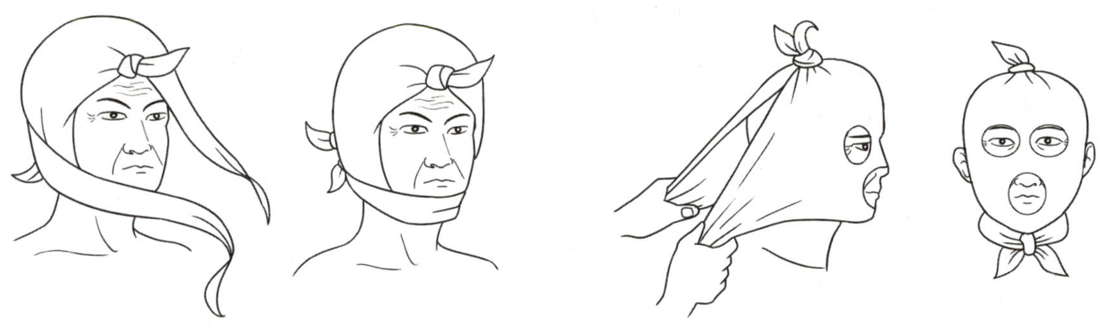

图 1-48　风帽式包扎法　　　　图 1-49　面具式包扎法

（4）眼部包扎法。眼部包扎法包括单眼包扎法和双眼包扎法，分别适用于包扎单眼和双眼外伤。

单眼包扎法：首先，将三角巾折叠成四指宽的带状巾，将上 1/3 处斜置于伤侧眼部；其次，将带状巾的下端从伤侧耳下绕至枕后，经健侧耳上拉至前额压住另一端，顺势将另一端向下反折；再次，将两端拉至伤侧耳上方打结固定，如图 1-50 所示。

双眼包扎法：首先，将三角巾折叠成四指宽的带状巾；其次，将带状巾的中央部置于枕部，两端分别经两侧耳上拉向眼部并完全盖住同侧眼；再次，将两端在鼻梁上交叉，呈“8”字形经对侧耳下方绕至枕下部打结固定，如图 1-51 所示。

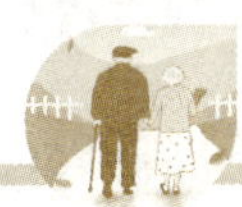

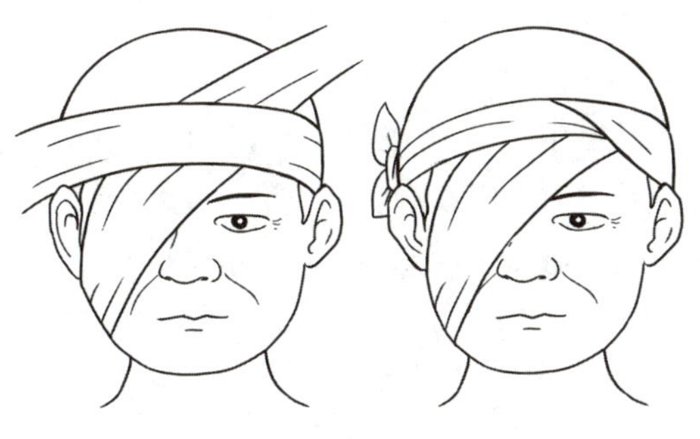

图 1-50　单眼包扎法

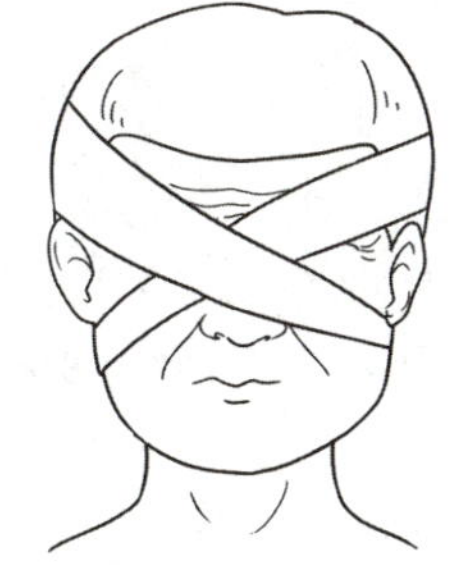

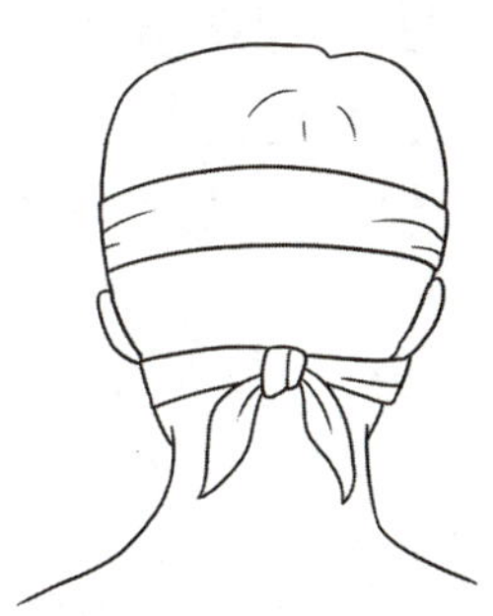

图 1-51　双眼包扎法

（5）下颌包扎法。下颌包扎法适用于包扎下颌外伤。

操作方法：首先，将三角巾折叠成四指宽的带状巾，将带状巾 1/3 处置于下颌下，两端向上拉起；其次，将长端经同侧耳前绕过头顶至对侧耳前上方，与短端交叉；再次，将两端分别绕过前额及枕后，在长端同侧耳的上方打结固定，如图 1-52 所示。

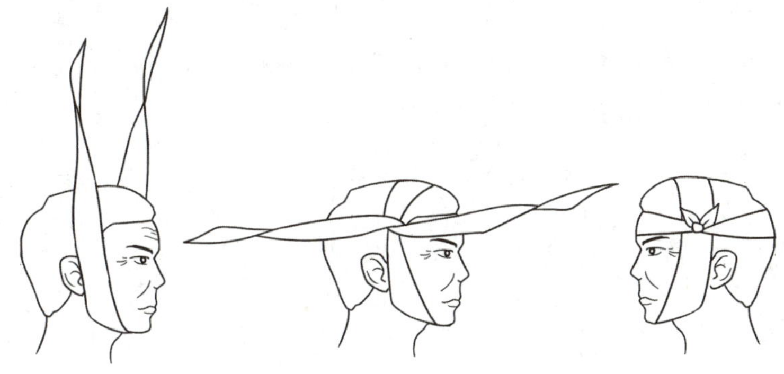

图 1-52　下颌包扎法

### 2．颈部包扎法

颈部包扎法适用于包扎一侧颈部外伤。

操作方法：首先，用敷料覆盖伤口，并包扎一圈绷带压迫伤口；其次，嘱老年人抬起对侧手臂，用折叠成带状的三角巾覆盖敷料；再次，将带状巾的两端拉至抬起的手臂下方打结，如图 1-53 所示。

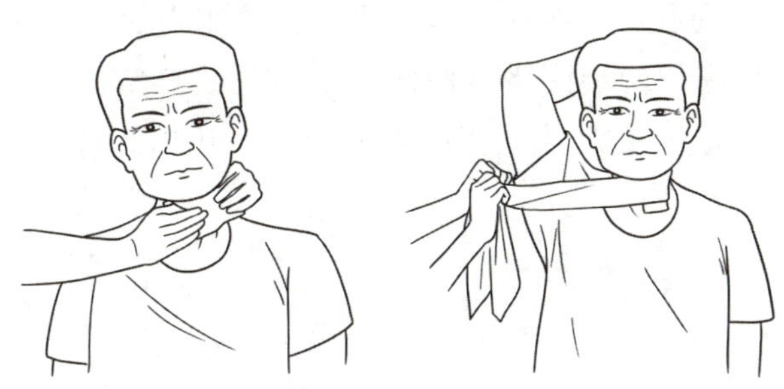

图 1-53　颈部包扎法

### 3. 肩部包扎法

肩部包扎法适用于包扎一侧或两侧肩部外伤。

（1）单肩燕尾式包扎法。操作方法：首先，将三角巾折成燕尾巾，夹角向上放在伤侧肩上，向后的一角压住并稍大于向前的一角；其次，将燕尾的底边包绕上臂 1/3 后于臂前打结固定；再次，将燕尾的两角分别经胸部、背部拉到对侧腋下打结固定，如图 1-54 所示。

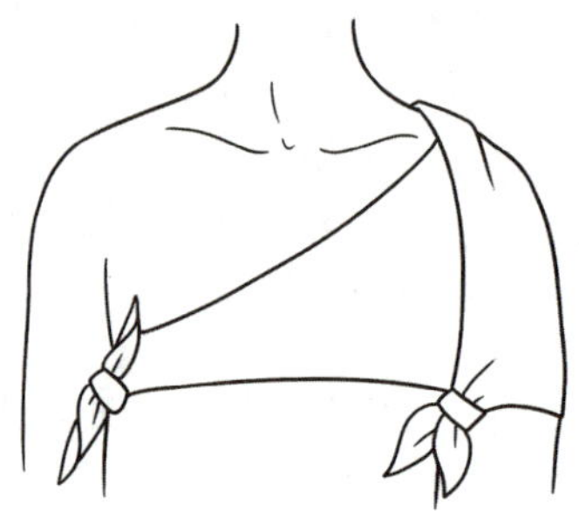
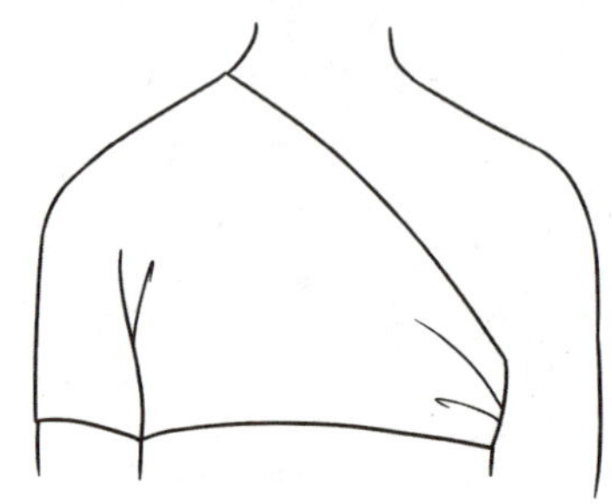

图 1-54 单肩燕尾式包扎法

（2）双肩燕尾式包扎法。操作方法：首先，将三角巾折成两尾角等大的燕尾巾；其次，将燕尾巾披在肩上，燕尾夹角对准颈后正中部；再次，将两燕尾角分别由前向后包肩，于腋下与燕尾巾底边打结，如图 1-55 所示。

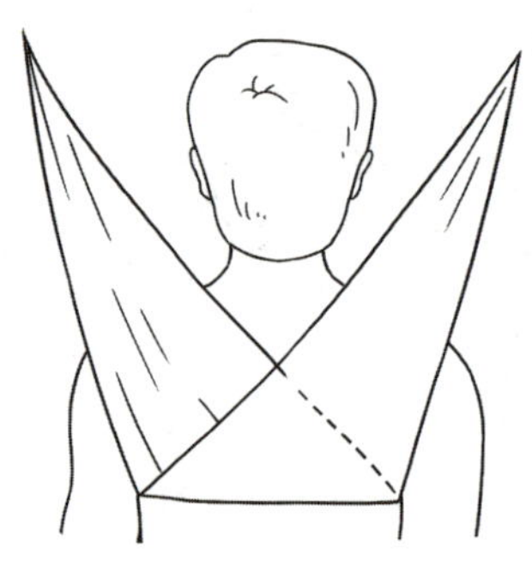
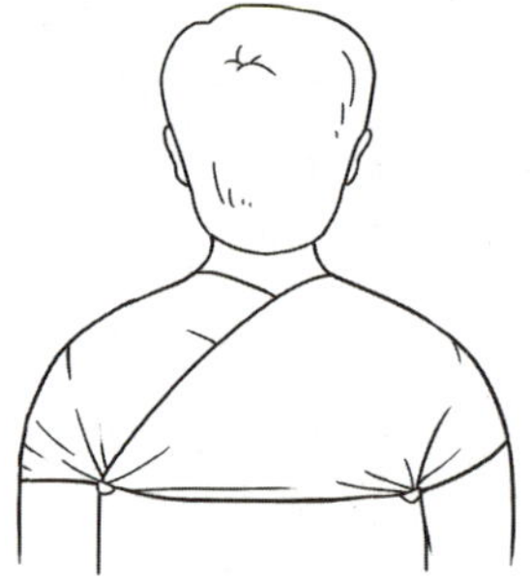
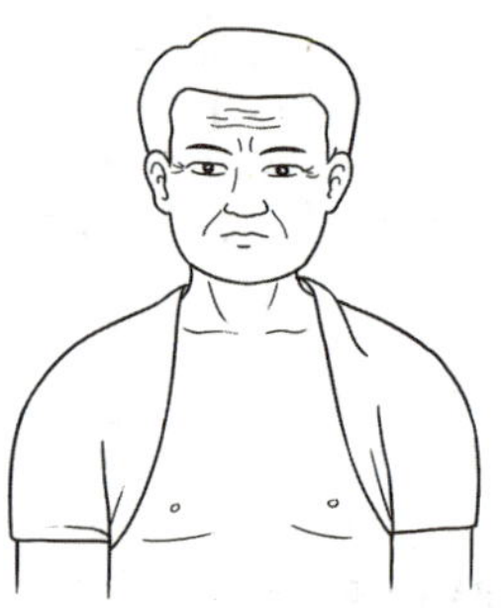

图 1-55 双肩燕尾式包扎法

### 4. 胸（背）部包扎法

胸（背）部包扎法适用于包扎一侧或两侧胸（背）部外伤。

（1）单侧胸（背）部包扎法。操作方法（以包扎单侧胸部为例）：首先，将三角巾底边置于伤口下方；其次，将底边两端围绕至健侧背部腋后线打结；再次，将顶角绕过伤侧肩部，穿过底边横带向上反提并系紧，如图 1-56 所示。包扎单侧背部时，将三角巾改置于背部，于胸前打结即可。

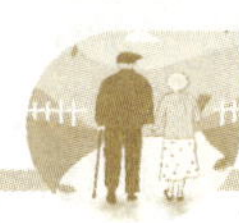

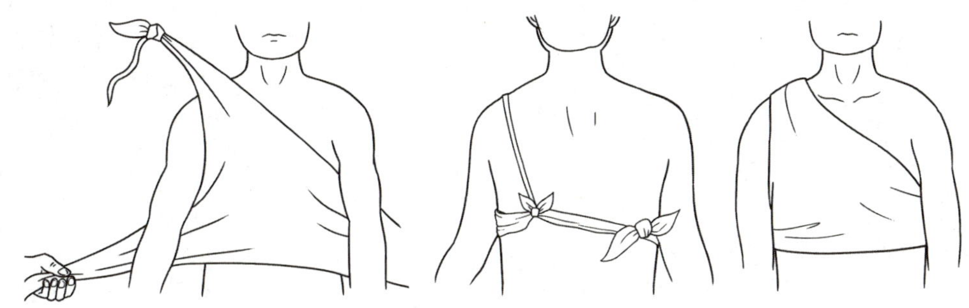

图 1-56　单侧胸部包扎法

（2）双侧胸（背）部包扎法。操作方法（以包扎双侧胸部为例）：首先，将三角巾折成燕尾巾；其次，将燕尾巾底边绕胸部向后系于背后；再次，两只手分别提起两个燕尾角至颈部左、右两侧，将一侧燕尾角系带拉紧，向下穿过底边后上提，与另一燕尾角在背后打活结，如图 1-57 所示。包扎双侧背部时，将燕尾巾改置于背部，于胸前打结即可。

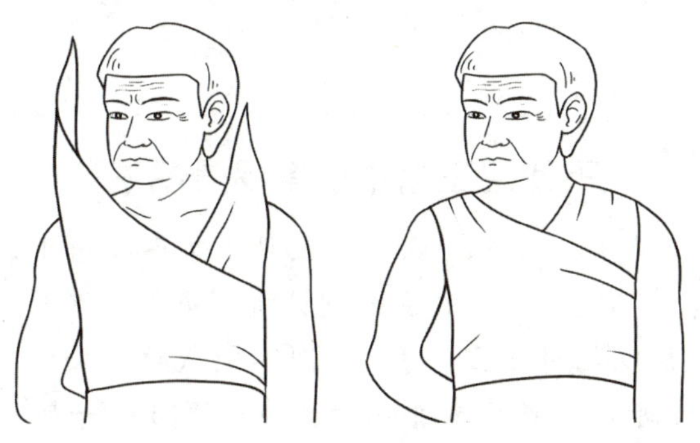

图 1-57　双侧胸部包扎法

### 5．上肢包扎法

上肢包扎法适用于包扎上肢外伤。

（1）大悬臂带包扎法。操作方法：首先，将三角巾铺于胸前，顶角对准肘关节稍外侧，将前臂屈曲并压住三角巾；其次，将下端的底角提至伤侧肩部，将两底角在颈后打结；再次，将肘部的顶角包裹肘部反折，用别针固定，如图 1-58 所示。需要注意的是，要将伤肢手指露出来，以便观察血运情况。

（2）小悬臂带包扎法。操作方法：将三角巾折叠成带状悬吊伤肢，两端于颈后打结，如图 1-59 所示。

（3）三角悬臂带包扎法。操作方法：首先，将老年人的前臂屈曲，将其手放于对侧锁骨上窝，用三角巾的一个底角盖住手部，顶角盖住肘部，将前臂下方的底边折入前臂内侧包裹前臂；其次，将三角巾从后背拉至对侧肩部，与先前盖住手部的底角打结；再次，拉紧顶角，由前向后拧紧，掖入肘部，如图 1-60 所示。

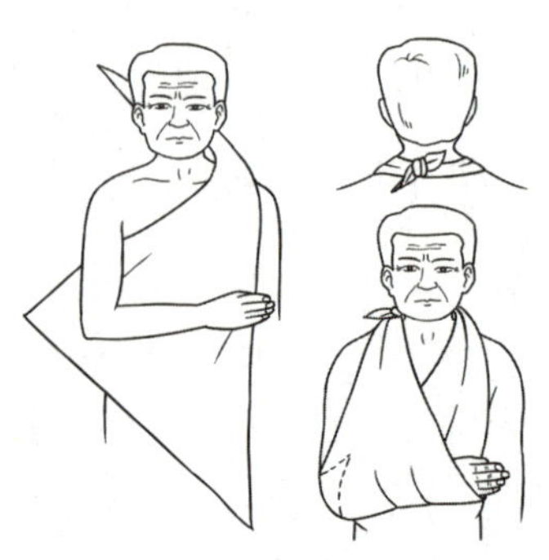

图 1-58　大悬臂带包扎法

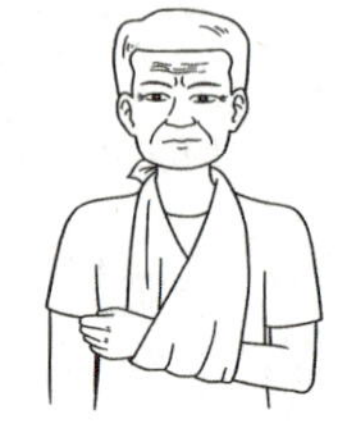

图 1-59　小悬臂带包扎法

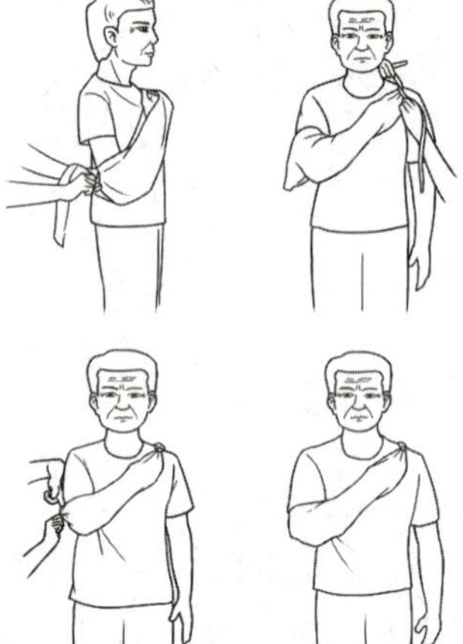

图 1-60　三角悬臂带包扎法

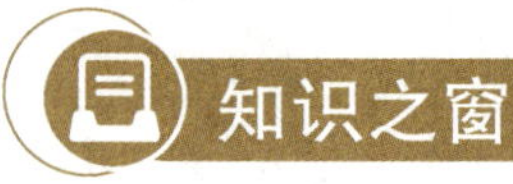


## 不使用三角巾的简易悬吊法

（1）利用外套衣角悬吊：首先，从下往上解开老年人的外套，直至将健侧衣角向上折起能托起伤侧手臂；其次，用大的安全别针将衣角固定在外套的胸前位置，可多用几个别针固定衣服的边角以稳固托住手臂，如图 1-61（a）所示。

（2）利用外套扣子悬吊：解开老年人外套胸口下方的一粒扣子，将伤侧手通过解开的衣缝放进衣服里，将手腕搭在衣缝下面的扣子上，如图 1-61（b）所示。

（3）利用袖子悬吊：如果老年人身着长袖衣服，可直接将伤侧手臂斜放在胸前，将袖子用安全别针别在衣服的胸部或者对侧肩部，保持手臂抬高，如图 1-61（c）所示。

（4）利用皮带、领带、背带悬吊：首先，将皮带、领带或背带系成一个大小合适的圈，套在老年人的脖子上；其次，将伤侧手腕放在圈内托住，高度以手部的位置略高于肘部为宜，如图 1-61（d）所示。

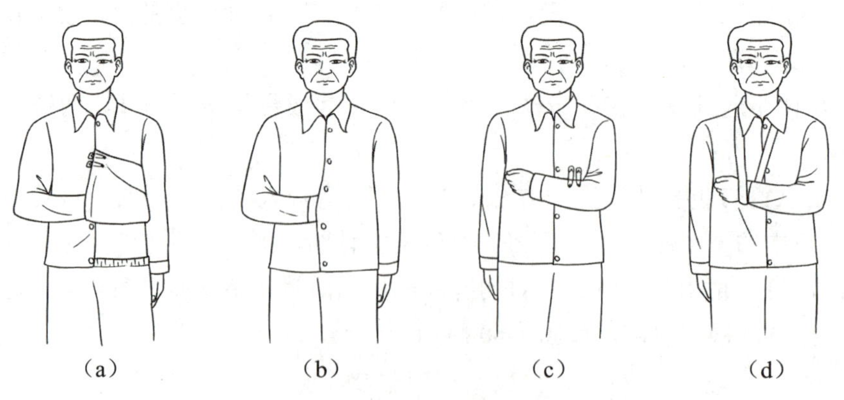


图 1-61　简易悬吊法

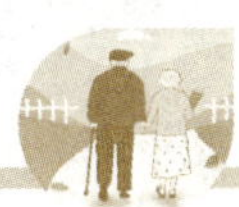

6．手（足）部包扎法

操作方法：首先，将手（足）放在三角巾上，手指（足趾）对准三角巾的顶角；其次，将顶角反折盖在手背（足背）上；再次，将底边两端交叉环绕手腕（脚腕）后打结固定，如图 1-62 所示。

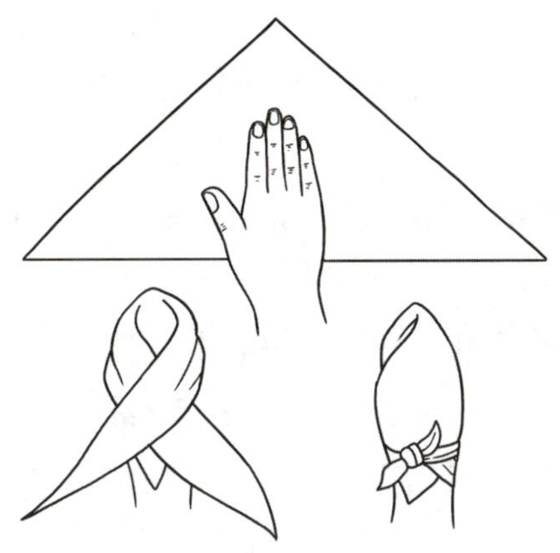

图 1-62　手部包扎法

7．膝（肘）关节包扎法

膝（肘）关节包扎法适用于包扎膝（肘）关节外伤。

操作方法：首先，将敷料置于膝（肘）关节受伤的部位，将三角巾折成宽度适当的带状巾；其次，将带状巾的中央覆盖在敷料上；再次，将带状巾在腘（肘）窝处交叉拉至膝（肘）关节处，一上一下分别压住带状巾上下两边，缠绕一整圈后在腘（肘）窝处打结，如图 1-63 所示。

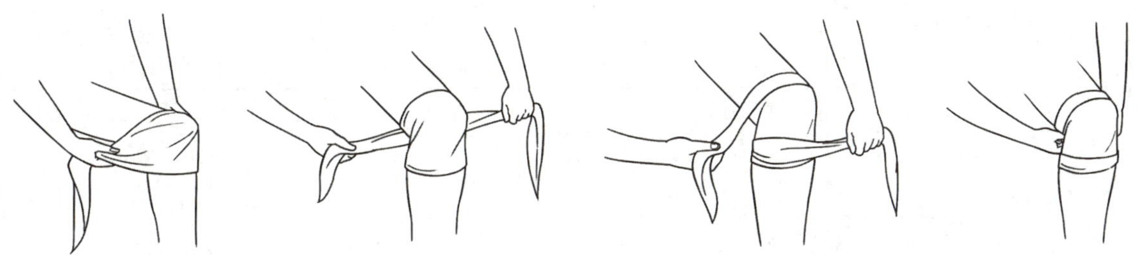

图 1-63　膝关节包扎法

## 三、注意事项

（1）包扎时松紧要适度。若有包扎过紧的现象出现，如手、足的甲床发紫，肢体远心端皮肤发紫，肢体有麻木感或感觉消失，手指、足趾不能活动等，应立即松开重新包扎。

（2）包扎时要做到“四不”：不摸、不冲、不取、不上药，即不用手触摸伤口，不用水冲洗伤口（烧烫伤、化学伤除外），不轻易取出伤口内异物，不在伤口上用消毒剂或消炎粉。

（3）解除包扎时应先解开固定结或取下胶布，再两只手相互传递松解。必要时可用剪刀剪开。

## 任务实施

### 为王爷爷包扎止血

实施步骤如下：

（1）三人一组，根据情景导入改编一份情景剧剧本，并续写“小李”和“小张”对“王爷爷”采取的包扎止血措施。

（2）根据剧本进行角色扮演和包扎术模拟演练，并完善表 1-4 的内容。

表 1-4　任务实施记录表

| 任务名称 | | | |
|---|---|---|---|
| 实施人 | | | |
| 任务分工 | | | |
| 任务准备<br>（材料、工具、设备等） | | | |
| 实施流程 | | | |
| 已解决问题 | 问题描述：<br><br>解决方法： | | |
| 待解决问题 | | | |

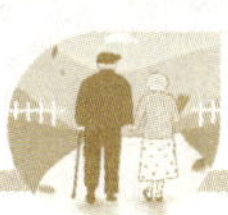

# 任务四　掌握固定术

## 情景导入

章奶奶，74 岁，近日常感头晕，今日晚餐后与养老院的王爷爷和李奶奶一起散步。上台阶时，章奶奶突感头晕，脚下一滑，整个人失去平衡，重重地摔倒在地，一阵剧痛从左腿传来，缓了好一会儿后，章奶奶尝试站起来。王爷爷立即阻止了章奶奶，让她先不要随便乱动，并安排李奶奶照顾章奶奶，自己赶忙去找人帮忙。

王爷爷找到值班护理员小邱和小何，简单地向两人说明了事情经过。两人听后立刻放下手中的工作，跟着王爷爷赶往现场。一到现场，小邱和小何便立即对章奶奶进行检查，发现章奶奶意识清醒、左侧髋关节疼痛、无外伤流血。小邱和小何怀疑章奶奶发生了骨折。

**思考：**

（1）王爷爷为何让章奶奶不要随便乱动？

（2）小邱和小何此时应如何做？

固定术主要用于骨折的老年人。骨折是指骨的完整性和连续性中断，表现为疼痛、肿胀、功能障碍、畸形等。及时、准确的固定有助于减少骨折部位的活动，减轻老年人的痛苦，避免血管、神经、骨骼及软组织的进一步损伤，从而预防休克。

固定所用的材料主要是夹板，如铝芯塑形夹板、充气夹板、真空夹板、躯干夹板等，此外还有颈托、头部固定器等。情况紧急时，也可用书籍、木板、木棍等坚硬的物品替代。

## 一、固定原则

（1）如果现场对生命安全有威胁，要先将老年人移至安全区。

（2）遵循“先救命、后治伤”的原则。如果老年人的心跳、呼吸已停止，则应先进行心肺复苏；如果有出血，则应先止血。

（3）如果有畸形，可按畸形位置固定。

（4）夹板等固定材料不可直接接触皮肤，应先加衬垫，尤其是骨隆凸处或神经、血管浅表部位。

（5）夹板的长度须超过骨折部位上、下两个关节，即遵循“超关节固定”原则；固定时取功能位（能使肢体发挥最大功能的位置），除固定骨折部位上、下端外，还要固定上、下两关节。

（6）固定应松紧适度，牢固可靠但不影响血液循环。固定肢体时，要将指（趾）端露出，以便观察末梢血液循环情况。

（7）固定伤肢后，若条件允许，应将伤肢抬高。

（8）下肢或脊柱骨折时，应就地固定，尽量不要移动老年人，以防止加重损伤。

（9）固定不代表“复位”，严禁将断端送回伤口内，以免加重污染与损伤。

## 二、固定方法

### （一）锁骨骨折固定法

锁骨骨折常由跌倒时手掌、肘部或肩部着地，锁骨间接受到压力导致，通常表现为锁骨变形、局部血肿、患侧肩胛下垂、肩部活动时疼痛加重。

操作方法：首先，将两肩外展，在两腋前上方放置衬垫；其次，将折叠成带状的三角巾（或用宽布带）呈“8”字形环绕双肩；再次，拉紧三角巾的两头在背后打结，如图 1-64 所示。若条件允许，也可在背后放置 T 形夹板，分别在两肩和腰部用绷带包扎固定，如图 1-65 所示。

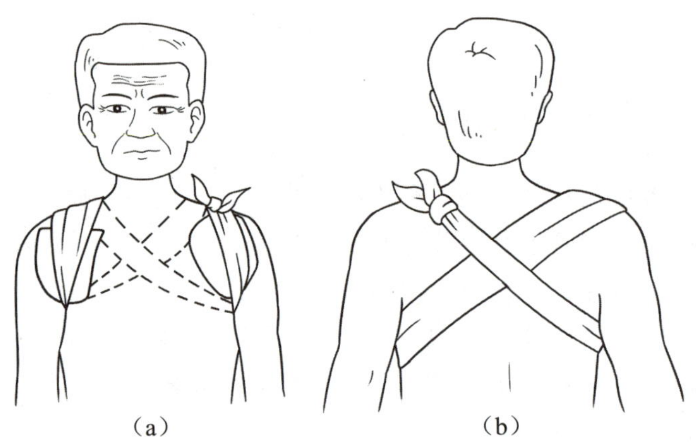

图 1-64　锁骨骨折三角巾固定法

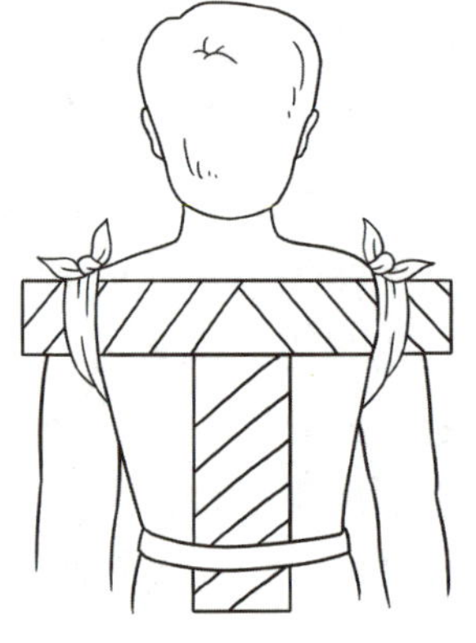
图 1-65　锁骨骨折 T 形夹板固定法

### （二）上肢骨折固定法

#### 1. 上臂骨折固定法

上肢骨折固定法

上臂骨折常由摔倒时手或肘着地、外力撞击等导致，通常表现为上臂肿胀、瘀血、疼痛以及上肢活动受限，有骨折移位时会出现畸形。

操作方法：首先，取两块夹板分别置于上臂内、外侧，夹板与上臂间置衬垫（桡神经紧贴肱骨干，易受损伤，因此要加衬垫保护）；其次，用布带捆扎固定骨折的上、下端；再次，将肘关节屈曲 90°，用三角巾或布带将上肢悬吊固定于胸前，如图 1-66 所示。注意将指端露出，以便检查末梢血液循环情况。若无夹板，可用两条三角巾进行固定，先用一条三角巾将上臂固定于胸侧，再用另一条三角巾将前臂悬吊于胸前，如图 1-67 所示。

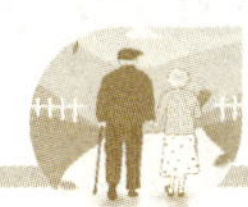

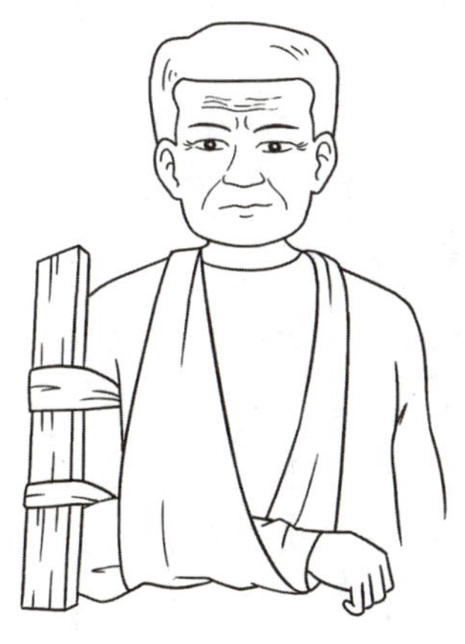

图 1-66　上臂骨折夹板固定法

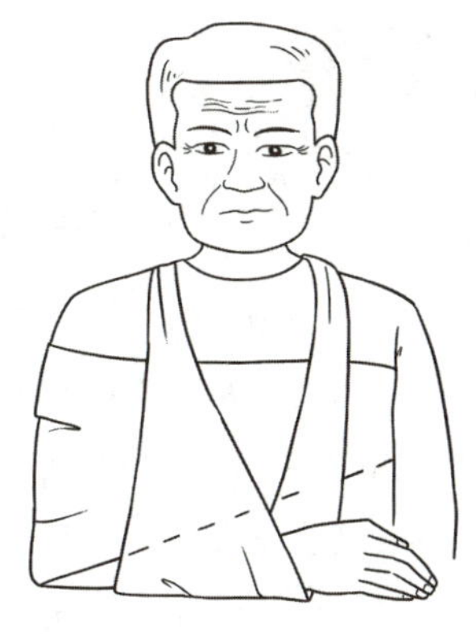

图 1-67　上臂骨折三角巾固定法

**小贴士**

上臂下段骨折（肱骨髁上骨折）时，不宜用夹板固定，以免损伤肱动脉和正中神经，可用三角巾将上肢固定于躯干。

2．前臂骨折固定法

前臂骨折常由摔倒时手或肘着地、外力打击或挤压等导致，主要表现为前臂肿胀、疼痛、皮下瘀斑严重，有时有骨摩擦感，骨折处可见侧方移位、重叠、旋转、成角畸形。前臂骨折可为桡骨或尺骨骨折，或者桡骨、尺骨双骨折。

操作方法：首先，将肘关节屈曲 90°，拇指朝上；其次，将两块夹板分别置于前臂内、外侧，用绷带固定骨折的上、下端和手掌部；再次，用大悬臂带将上肢悬吊于胸前，如图 1-68 所示。注意将指端露出，以便检查末梢血液循环情况。若无夹板，可用两条三角巾进行固定，先用一条三角巾将前臂悬吊于胸前，再用另一条三角巾将伤肢固定于胸前，如图 1-69 所示。

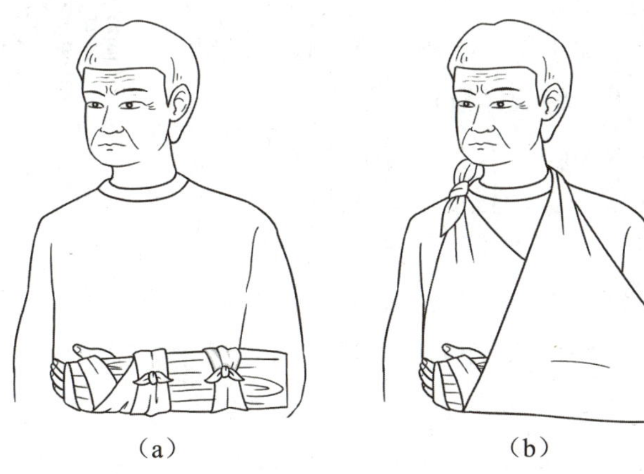



图 1-68　前臂骨折夹板固定法

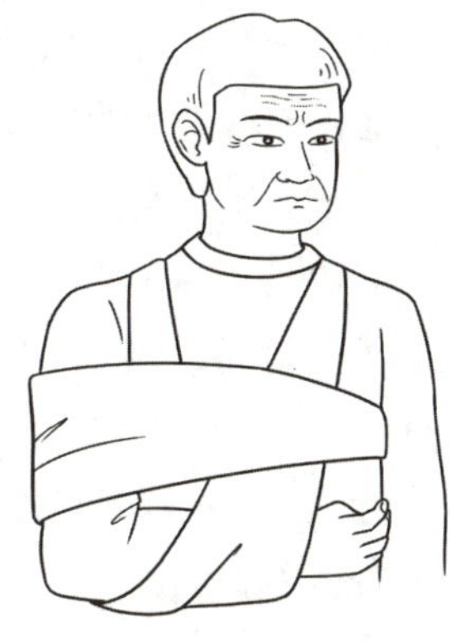

图 1-69　前臂骨折三角巾固定法

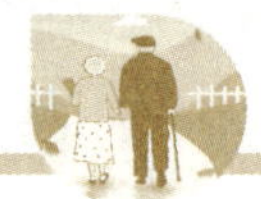



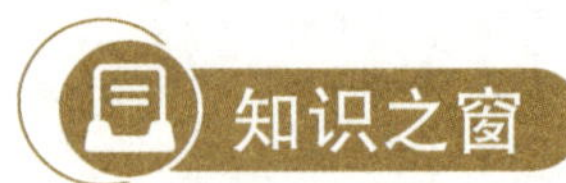

### 使用其他材料固定前臂的方法

（1）毛巾被（毯子）固定法：首先，折叠毛巾被或毯子并包住伤肢，以大小能包绕住伤肢、厚度能使伤肢不易移动为标准；其次，用布条固定包好的毛巾被或毯子；再次，找大的布块等用大悬臂带包扎法将上肢吊于胸前，如图 1-70 所示。

（2）报纸（杂志）固定法：首先，将一沓报纸或一本杂志放在伤肢下方，包绕伤肢卷成筒状；其次，用布条固定卷好的报纸、杂志；再次，找大的布块等用大悬臂带包扎法将上肢吊于胸前，如图 1-71 所示。

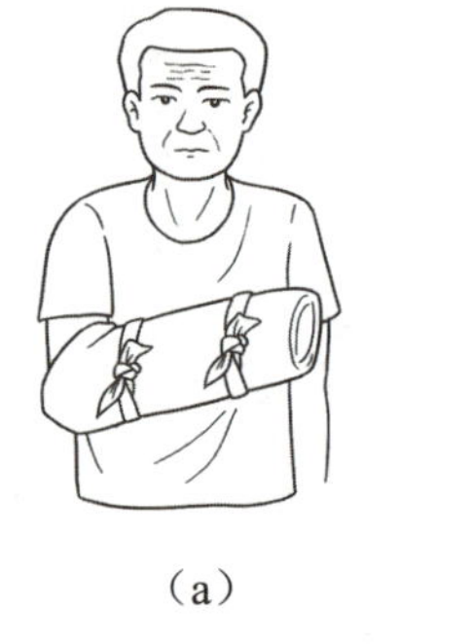

（a）

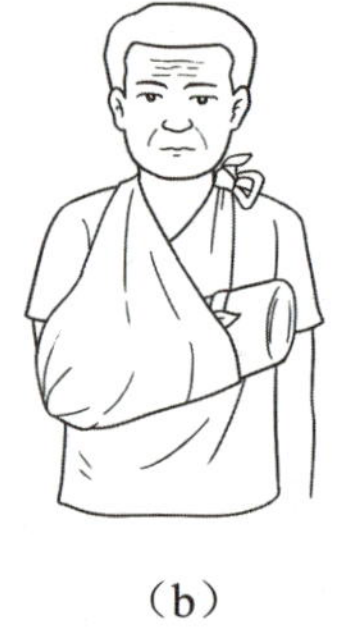

（b）

图 1-70　毛巾被（毯子）固定法

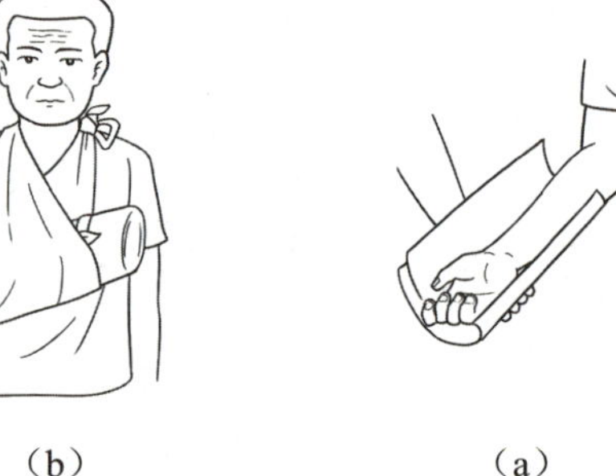

（a）　（b）

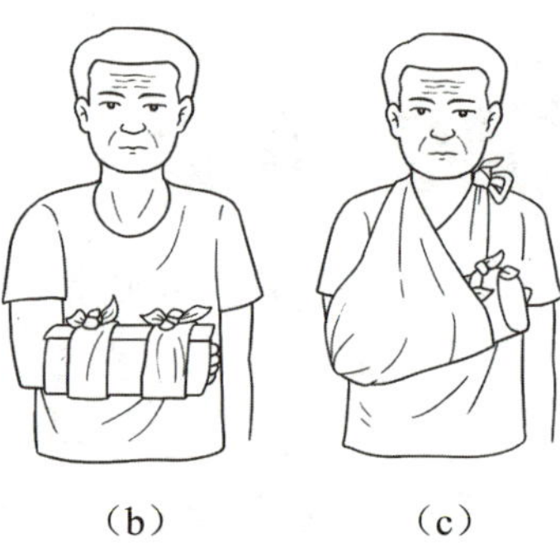

（c）

图 1-71　报纸（杂志）固定法

## （三）下肢骨折固定法

### 1．大腿骨折固定法

大腿骨粗大，其骨折常由巨大的外力（如车撞击、高空坠落、重物砸中等）导致，大多损伤严重、出血多，易引起休克。大腿骨折后可出现大腿肿胀、疼痛、变形或缩短。

下肢骨折固定法

操作方法：首先，取 7 条宽布带，分别置于骨折上下两端、腋下、腰部、髋部、小腿及踝部；其次，取两块夹板，将长夹板置于腋窝至足跟、短夹板置于大腿根部至足跟，在腋下、膝关节、踝关节等骨隆凸处放衬垫保护，空隙处用柔软物品填实；再次，用布带分段固定，注意足部应“8”字形固定，使脚掌与小腿呈直角功能位，并使脚趾端露出，以便检查末梢血液循环情况，如图 1-72 所示。若只有一块夹板，则放于伤肢外侧，内侧夹板用健肢代替，两腿之间加衬垫，固定方法同上。若无夹板，可将双下肢并列对齐，在两腿之间加衬垫，将伤肢用布带分段固定在健肢上，如图 1-73 所示。

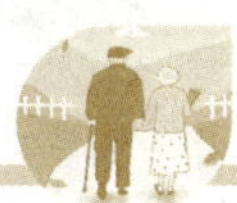

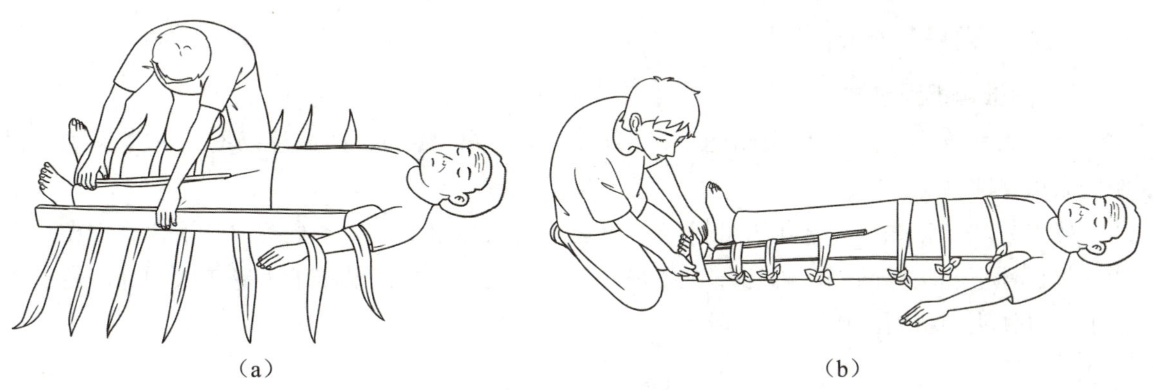

（a）　　（b）

图 1-72　大腿骨折夹板固定法

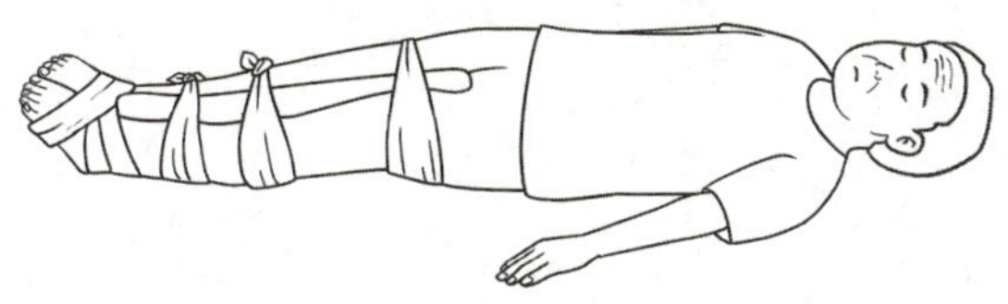

图 1-73　大腿骨折健肢固定法

2．小腿骨折固定法

小腿骨折常由撞击、碾压、重物打击等导致，主要表现为小腿肿胀、疼痛、活动受限等。小腿骨折断端易刺破小腿处皮肤，造成骨外露，即开放性骨折，因此在骨折处要加厚衬垫保护。

操作方法：首先，取 5 条宽布带，分别置于骨折上下两端、髋部、大腿及踝部；其次，取两块夹板，长夹板置于伤腿外侧髋关节至外踝，短夹板置于大腿根部至内踝，在膝关节、踝关节等骨隆凸处放衬垫保护，空隙处用柔软物品填实；再次，用布带分段固定，注意足部“8”字形固定，使脚掌与小腿呈直角功能位，并使脚趾端露出，以便检查末梢血液循环情况，如图 1-74 所示。若只有一块夹板，则放于伤肢外侧，内侧夹板用健肢代替，两下肢之间加衬垫，固定方法同上。若无夹板，则可用大腿骨折健肢固定的方法。

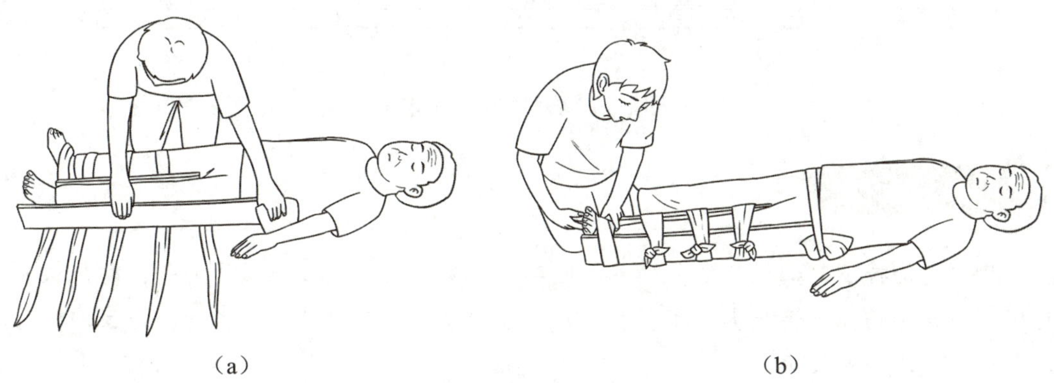

（a）　　（b）

图 1-74　小腿骨折夹板固定法

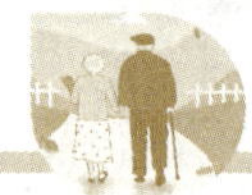


## （四）脊柱骨折固定法

### 1. 颈椎骨折固定法

老年人受伤后，尤其是头部朝下摔伤后，出现颈部疼痛、四肢瘫痪时，应考虑颈椎损伤，必须立即固定。

操作方法：首先，使老年人仰卧于硬板上，头颈与躯干呈一条直线；其次，将棉布、衣物等垫于颈下和头部两侧，以防颈部左右摆动；再次，用绷带或布带将老年人额部固定于木板上，以使头部稳固，如图 1-75 所示。

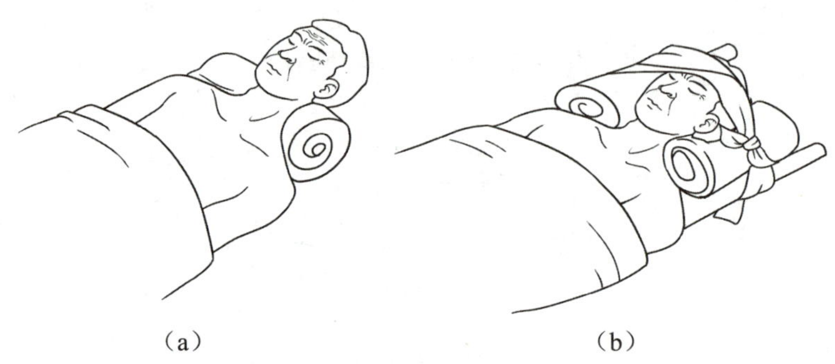

（a）　　　　（b）

图 1-75　颈椎骨折固定法

### 2. 胸腰椎骨折固定法

老年人在坠落伤、砸伤等严重创伤后出现腰背疼痛，尤其出现双下肢瘫痪时，应考虑胸腰椎骨折。疑有胸腰椎骨折时，禁止老年人坐起或站立，严禁徒手搬运老年人，以免加重损伤。

操作方法：首先，使老年人保持身体平直仰卧于硬板上；其次，将其头颈部、足踝部及腰后等空虚处用棉布、衣物等垫实；再次，用宽布带将头部、胸部、双臂、骨盆、双下肢固定于木板上，如图 1-76 所示。

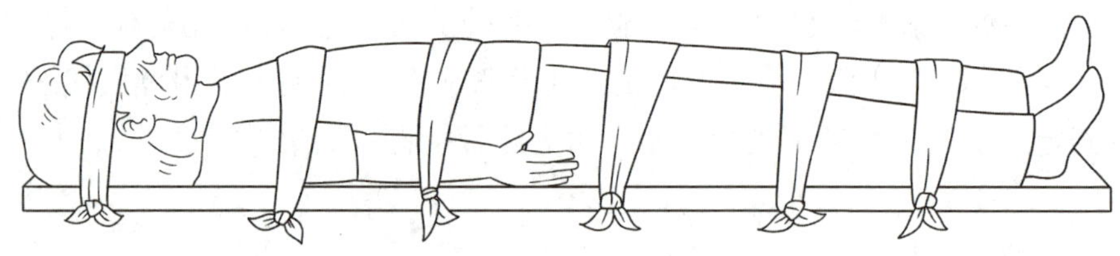

图 1-76　胸腰椎骨折固定法

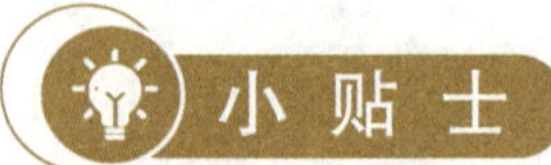

小贴士

凡由高处摔下、剧烈撞车，颈部、胸部、腰部受到直接或间接暴力等，均应认为或可疑有脊柱损伤。对于此类老年人，严禁随意搬动，严禁抱扶、试行走，应立即拨打急救电话，原地等候救护。

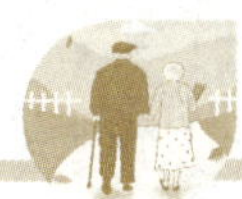

## （五）骨盆骨折固定法

骨盆骨折通常由强烈的直接外力碰撞或挤压导致，如高处坠落等。老年人骨质相对疏松，相较于青壮年人更容易发生骨盆骨折。

操作方法：首先，让老年人取仰卧位，双膝屈曲，两膝关节之间加衬垫，用宽布带捆扎固定；其次，在膝下放置软垫，以减轻骨盆的疼痛，如图 1-77（a）所示；再次，用三角巾或宽布带包住老年人的臀部及髋部，适当加压包扎固定，如图 1-77（b）所示。

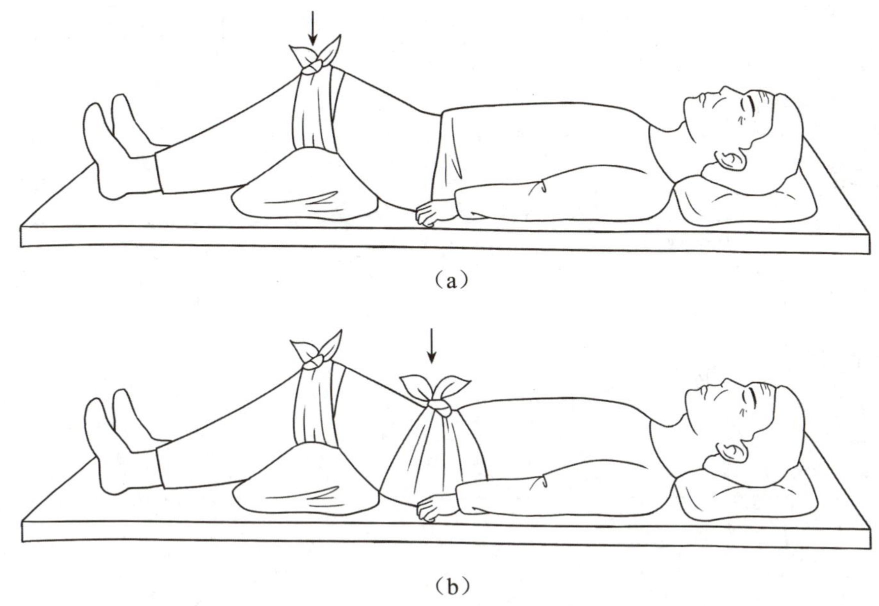

（a）

（b）

图 1-77　骨盆骨折固定法

## （六）开放性骨折固定法

开放性骨折是指骨折处皮肤或黏膜破损、骨折端与外界相通的骨折（骨折处的皮肤或黏膜完整、骨折端不与体外相通的为闭合性骨折）。开放性骨折的固定方法如下：

（1）用敷料覆盖外露骨及伤口。

（2）在伤口周围放置环形衬垫，用绷带包扎固定。

（3）用夹板或健侧肢、躯干固定骨折部位。

（4）如果出血多，则需要用止血带止血。

（5）不要将外露骨还纳，以免污染伤口深部，造成血管、神经的再损伤。

## 任务实施

### 为章奶奶施行骨折固定

实施步骤如下：

（1）五人一组，根据情景导入改编一份情景剧剧本，并续写“小邱”和“小何”对

“章奶奶”采取的骨折固定措施。

（2）根据剧本进行角色扮演和固定术模拟演练，并完善表 1-5 的内容。

表 1-5　任务实施记录表

| 任务名称 | | | | | |
|---|---|---|---|---|---|
| 实施人 | | | | | |
| 任务分工 | | | | | |
| 任务准备<br>（材料、工具、设备等） | | | | | |
| 实施流程 | | | | | |
| 已解决问题 | 问题描述：<br><br>解决方法： | | | | |
| 待解决问题 | | | | | |

# 任务五　掌握搬运术

## 情景导入

小邱和小何为章奶奶固定伤处的同时，考虑到章奶奶可能是髋骨骨折，于是立即拨打了 120 急救电话。同时又考虑到事发处不够开阔，急救车无法直接抵达，小邱和小何打算寻求其他同事的帮助，先将章奶奶转移至急救车方便停放的地方。

**思考：**

（1）结合章奶奶的情况，你认为搬运章奶奶时有哪些需要特别注意的？

（2）考虑上述注意事项，你可以想到哪些合理、安全的搬运方法？

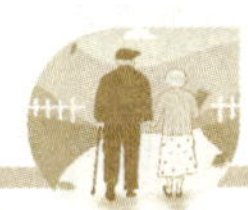

一般来说，老年人发生外伤时，对其实施止血、包扎、固定等急救措施后，还需要将其安全、迅速、合理地送往医院进行后续救治。但如果搬运方法不当，很有可能会前功尽弃，造成老年人的进一步伤残，甚至危及生命。因此，掌握正确的搬运术对老年人外伤急救具有重要意义。

## 一、搬运原则

（1）应在无生命危险且止血、包扎、固定后再搬运。

（2）要保证老年人的体位适宜、舒服。

（3）不要无目的地移动老年人。

（4）保持老年人的脊柱和肢体在一条轴线上，以防损伤加重。

（5）动作要轻巧、迅速，避免不必要的震动。

（6）搬运过程中应保证老年人的安全，防止发生二次损伤。

（7）搬运过程中应注意老年人的伤情变化，并及时处理。

## 二、搬运方法

徒手搬运法

### （一）徒手搬运法

徒手搬运法适合在现场没有任何搬运工具，并且老年人的伤情不太严重的情况下使用，一般分为单人搬运法、双人搬运法和多人搬运法。

**1．单人搬运法**

（1）扶行法。扶行法适用于单侧下肢有轻伤但没有骨折，两侧或一侧上肢没有受伤，在协助下能行走的老年人。

操作方法：将老年人没有受伤的一侧手臂搭在自己肩上，协助其行走，如图 1-78 所示。

（2）抱持法。抱持法适用于伤病较轻或只有手足部骨折的老年人，严禁用于脊柱、下肢骨折的老年人。

操作方法：先将老年人的一侧手臂搭在自己肩上，再用一只手抱住其背部、另一只手托住其大腿将其抱起，如图 1-79 所示。

（3）背负法。背负法适用于意识清醒、体型较小、体重较轻，两侧上肢没有受伤或仅有轻伤，没有骨折的老年人。

操作方法：将老年人背在肩上，手从其腿下绕过，向上将其双手交叉抓住，如图 1-80 所示。

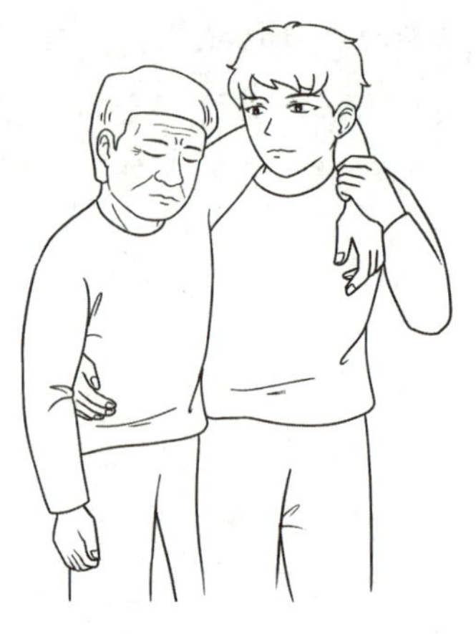

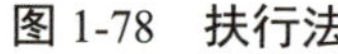
图 1-78　扶行法

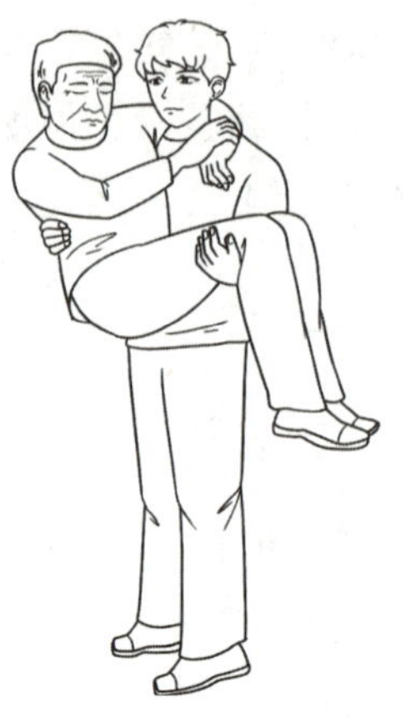

图 1-79　抱持法

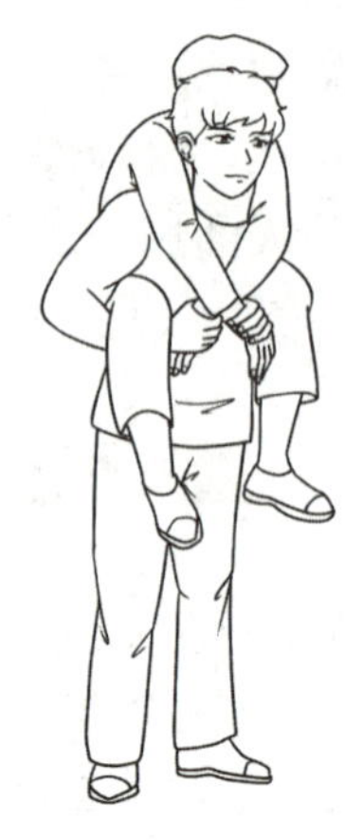

图 1-80　背负法

（4）拖行法。拖行法适用于体型较大、体重较重的老年人，注意拖拉时不要弯曲或旋转老年人的颈部和背部。

操作方法：首先，蹲于老年人的背后，将老年人的两手臂放于胸前；其次，将自己的双臂置于老年人的腋下，双手紧抓老年人的对侧手臂，将老年人缓慢向后拖行，如图 1-81 所示。也可将老年人的外衣扣解开，将衣服从背后向上反折托住老年人的颈部和头后部，抓住垫于老年人头后部的衣服，缓慢向后方拖行，如图 1-82 所示。此外，还可用毛毯、床单、被罩等将老年人包裹住，拉住毛毯、床单、被罩等缓慢向后拖行，如图 1-83 所示。

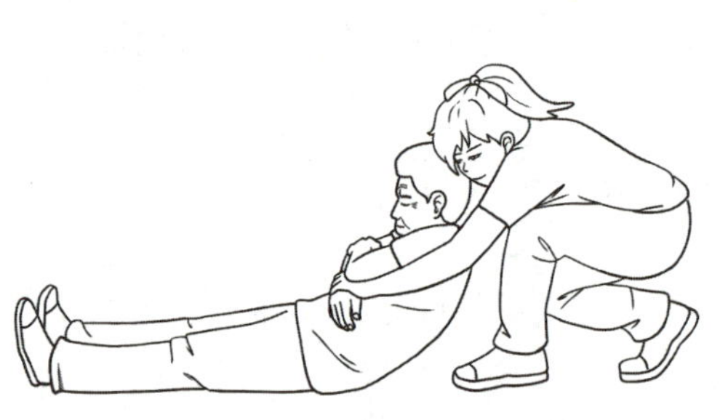

图 1-81　腋下拖行法

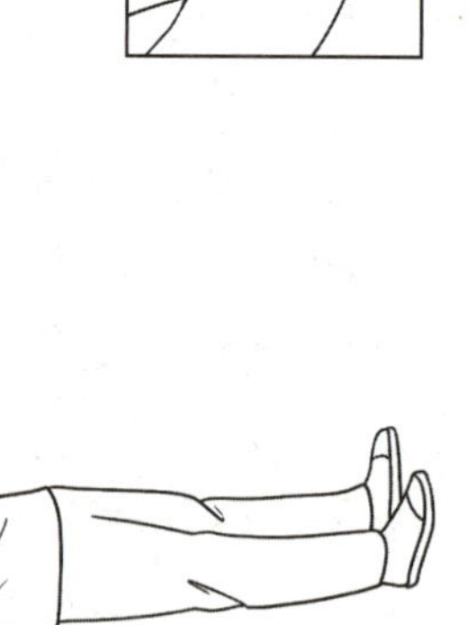

图 1-82　外衣拖行法

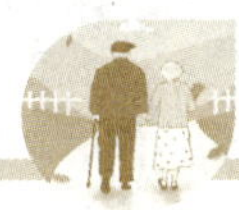

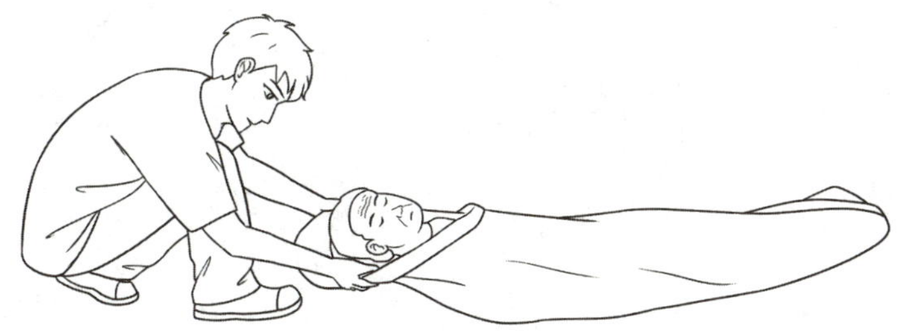

图 1-83　毛毯拖行法

（5）爬行法。爬行法适用于在空间狭窄或有浓烟的环境下，搬运两侧上肢没有受伤或仅轻微受伤的老年人，如急性一氧化碳中毒的老年人。

操作方法：首先，用布带将老年人的双腕捆绑在一起；其次，骑跨于老年人的躯干两侧，将老年人的双手套在自己的颈部；再次，双手着地，或一只手保护老年人的头颈部、一只手着地，抬头使老年人的头、颈、肩部离开地面，拖带老年人前行，如图 1-84 所示。值得注意的是，此法不适用于可能有脊柱损伤的老年人。

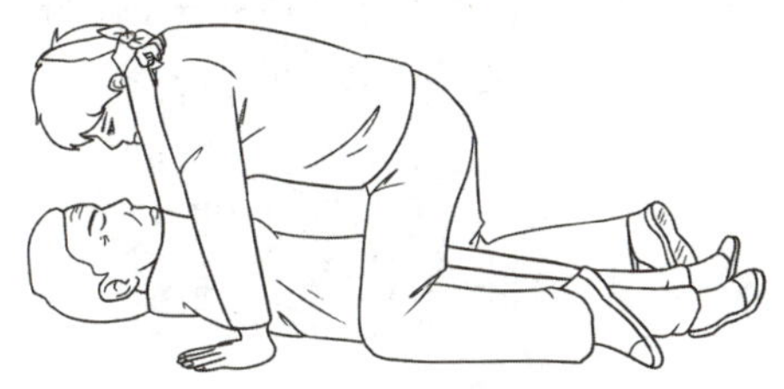

图 1-84　爬行法

2．双人搬运法

（1）椅托式搬运法。椅托式搬运法适用于意识清醒、有足部损伤而行走困难的老年人。

操作方法：首先，两名护理员于老年人两侧相对而立，下蹲，将老年人的两臂搭在各自的肩上；其次，两名护理员的手分别在老年人的背部和腘窝处交叉握紧；再次，两名护理员同时站起，同时迈出外侧的腿，保持步调一致向前移动，如图 1-85 所示。

（2）轿杠式搬运法。轿杠式搬运法适用于意识清醒、有足部损伤而行走困难的老年人。

操作方法：首先，两名护理员相对而立，各自用右手握住自己的左手腕，用左手握住对方的右手腕；其次，下蹲，让老年人坐在相互紧握的手上，并让其将两臂搭在自己的肩上；再次，同时站起，同时迈出外侧的腿，保持步调一致向前移动，如图 1-86 所示。

（3）拉车式搬运法。拉车式搬运法适用于意识不清的老年人。

操作方法：首先，一名护理员蹲在老年人后面，双手从老年人的腋下插入，将老年人抱在胸前；其次，另一名护理员反身蹲在老年人的两腿之间，双手抓住老年人的两膝关节；再次，两名护理员同时慢慢地将老年人抬起，一前一后步调一致地行走，如图 1-87 所示。

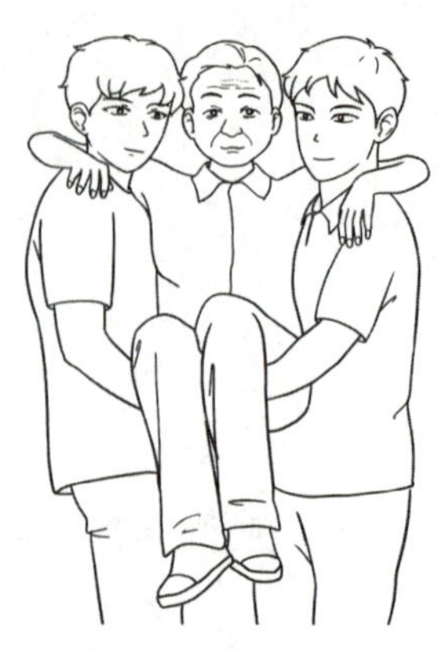
图 1-85 椅托式搬运法

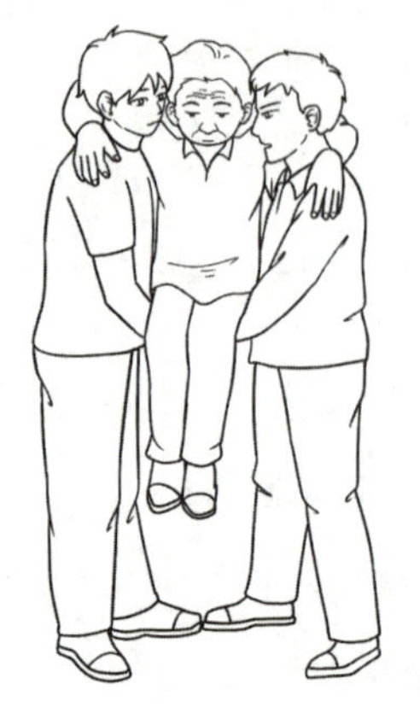
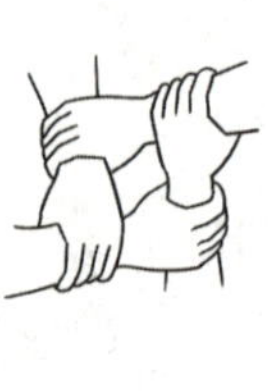
图 1-86 轿杠式搬运法

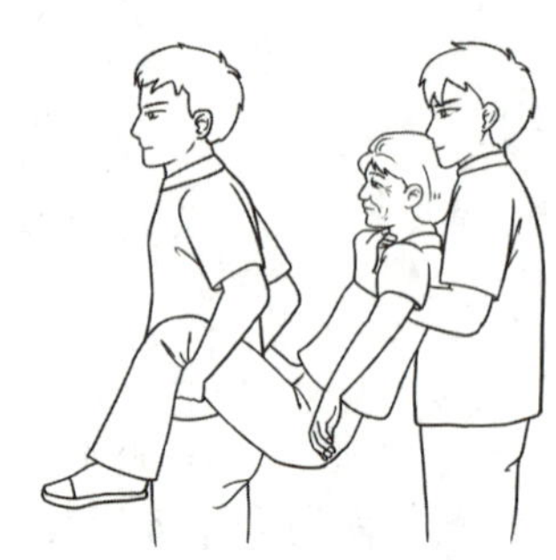
图 1-87 拉车式搬运法

（4）双人扶行法。双人扶行法适用于意识清醒、行走相对正常的老年人。

操作方法：首先，两名护理员分别站在老年人的两侧，将老年人的两臂绕过各自的颈部，用外侧手握住老年人的手；其次，另一只手绕到老年人的背后扶住其对侧腰部或腋下；再次，两人步调一致地搀扶老年人行走，如图 1-88 所示。

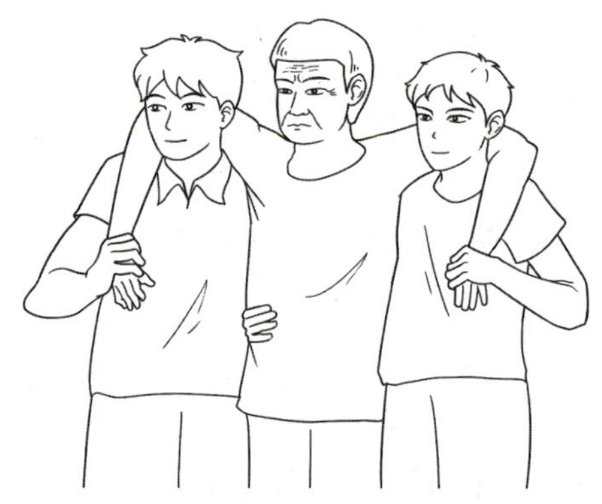
图 1-88 双人扶行法

**3. 多人搬运法**

多人搬运法多用于脊柱骨折或脊柱脱位老年人的短距离搬运。

操作方法：三名护理员并排蹲下，一人托住老年人的头颈部和背部，一人托住腰部和臀部，另一人托住膝关节和小腿，三人同时把老年人轻轻抬起，如图 1-89 所示。若有四名护理员，则分别托举头颈部、肩部和背部、腰部和臀部、膝关节和踝关节，如图 1-90 所示。若多于四人，则面对面将老年人水平抱起进行搬运，如图 1-91 所示。

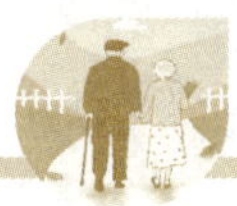

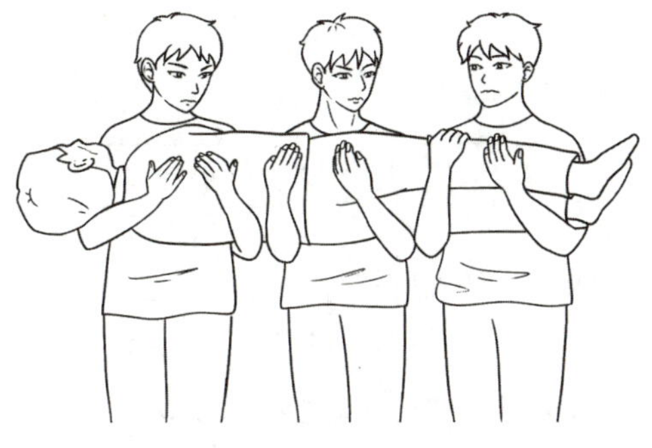

图 1-89　三人搬运法

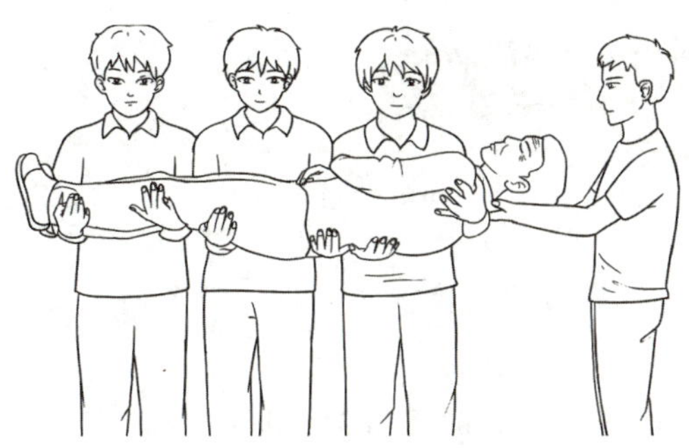

图 1-90　四人搬运法

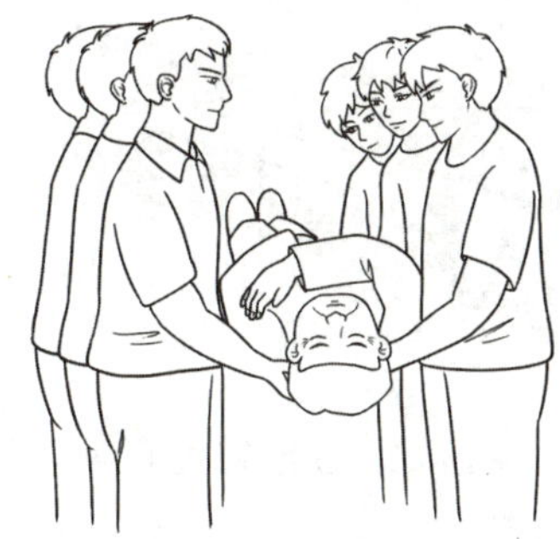

图 1-91　多人搬运法

### （二）担架搬运法

担架是救护搬运中最方便的用具，需 2～4 名护理员协同搬运。担架搬运法适用于各类受伤的老年人，特别是休克、颅脑损伤、脊柱骨折、四肢骨折等伤情较重、不宜徒手搬运的老年人。

操作方法：护理员将老年人轻轻转移到担架上，并加以固定，以防途中滑落；行进时，脚步要稳，手要抓牢，让老年人头部向后、足部向前，以便于观察其病情变化，如图 1-92 所示；上下坡时要调整高度，尽量使老年人保持水平位，以防其滑落；放下担架时，应先放下足部，后放下头部。

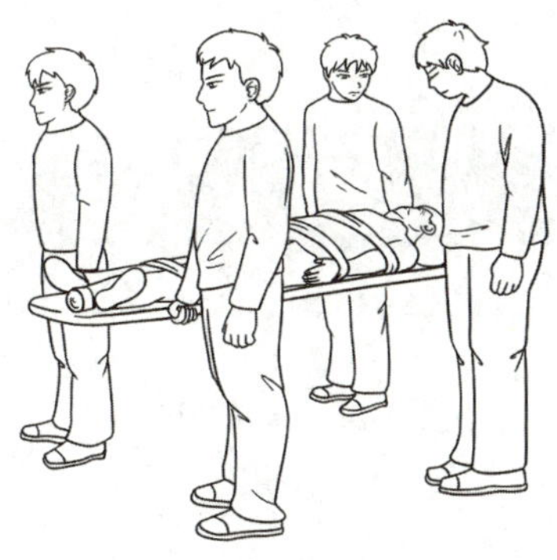

图 1-92　担架搬运法

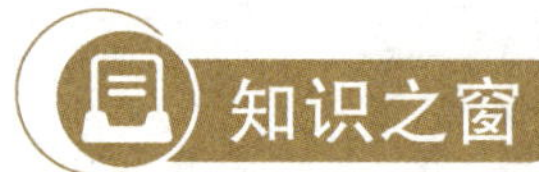

## 担架的种类

担架的种类较多，根据来源不同，大致可分为专业担架和自制担架。

### 1．专业担架

（1）折叠铲式担架。折叠铲式担架（见图 1-93）可双侧打开，将老年人铲入。其常用于脊柱损伤、骨折老年人的搬运。

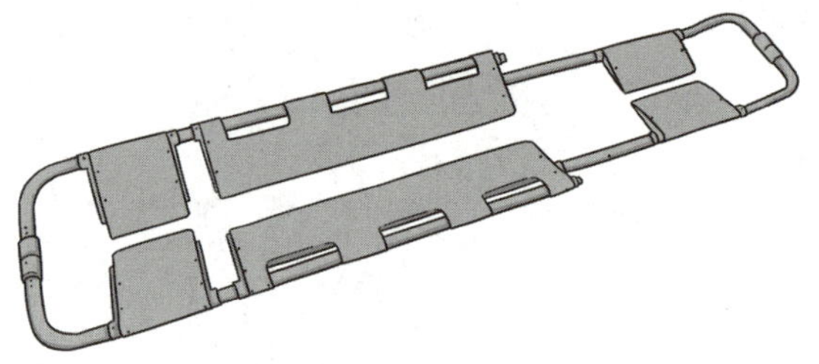

图 1-93 折叠铲式担架

（2）脊柱板。脊柱板（见图 1-94）是由一块纤维板或木板制成的，长约 180 cm，板四周有成对的孔。其常用于脊柱损伤老年人的搬运。

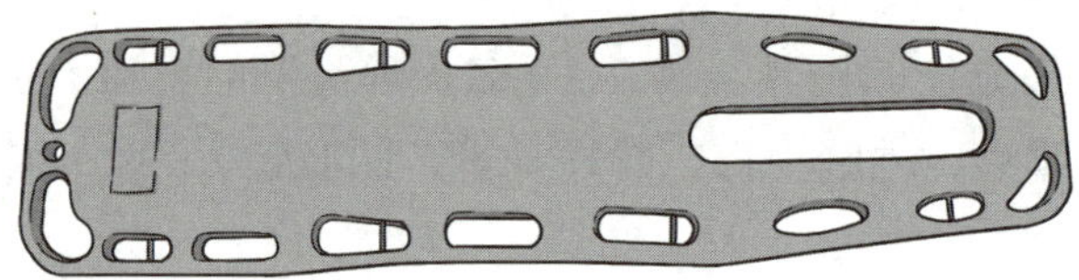

图 1-94 脊柱板

（3）帆布担架。帆布担架（见图 1-95）适用于无脊柱损伤、无骨盆或髋部骨折的老年人。

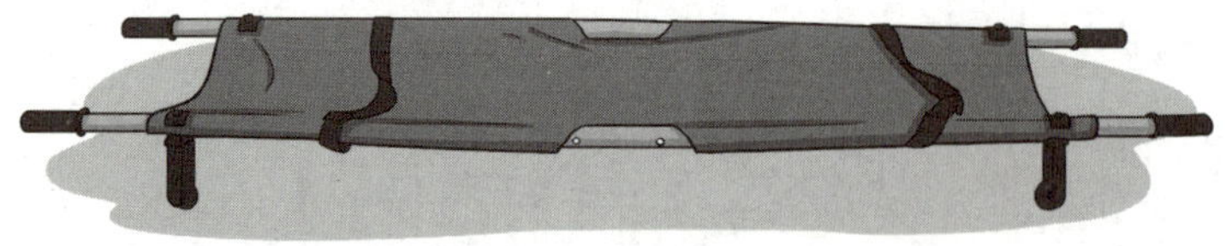

图 1-95 帆布担架

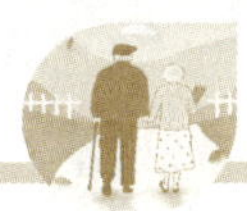

2．自制担架

（1）木板担架。木板担架可用表面平坦的木板、床板等制作，大小以超过老年人的肩宽和身高为宜。其可用于脊柱损伤、骨折等老年人的搬运。

（2）毛毯担架。制作方法：首先，将毛毯在地上展开，将一根长木棒放在毛毯的约2/3长度处，如图1-96（a）所示；其次，将比较短的1/3段毛毯向内折叠包裹木棒，同时取一根长木棒置于折叠层的毛毯边缘，如图1-96（b）所示；再次，将另一端1/3的毛毯向内折叠到最上层，如图1-96（c）所示。毛毯也可用床单、被罩等替代。

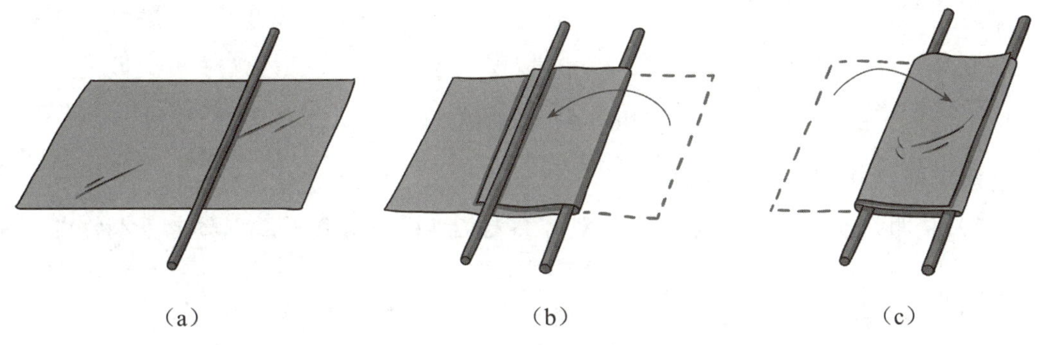


图1-96　毛毯担架的制作方法

（3）绳索担架。制作方法：首先，取两根长木棒平行放置，间距略大于老年人的肩宽，在其中一根木棒的一端系一根坚实的绳索；其次，将绳索呈“之”字形交叉缠绕在两根木棒之间；再次，在长木棒的两端用十字绑法分别固定一根横杆，以避免绳索滑动，使担架更稳定，如图1-97所示。

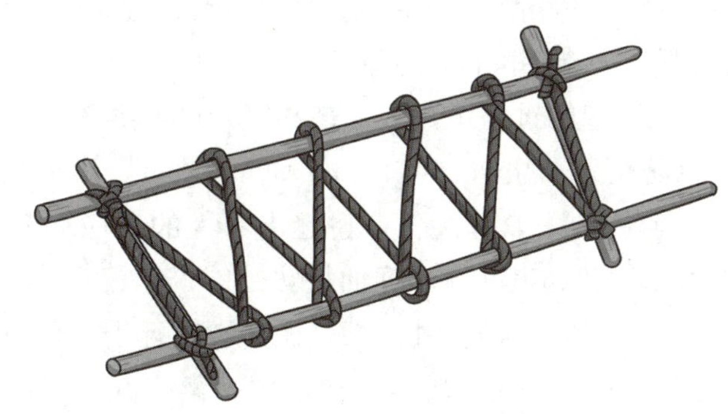

图1-97　绳索担架的制作方法

（4）衣物担架。制作方法：首先，取两三件上衣，把袖子塞入内面，将拉链拉好或者纽扣扣紧，如图1-98（a）所示；其次，将两根长木棒分别从衣服的两袖孔穿入，连续穿2～3件衣服（衣服件数取决于所需的担架长度），如图1-98（b）所示；再次，在长木棒的两端用十字绑法分别固定一根横杆，以避免衣物滑动，使担架更稳定，如图1-98（c）所示。这种方法多在没有绳索的情况下使用。

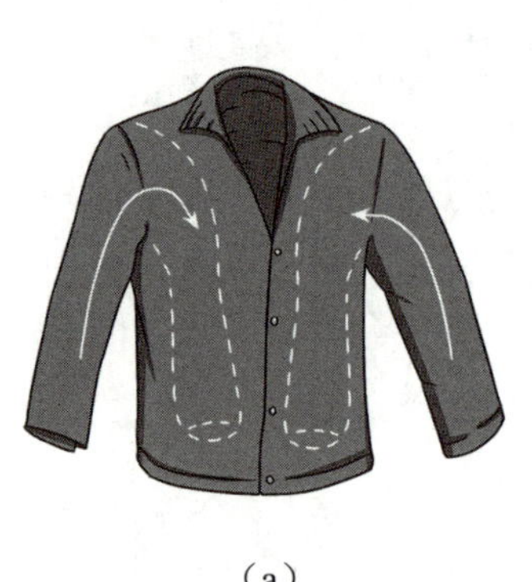
（a）

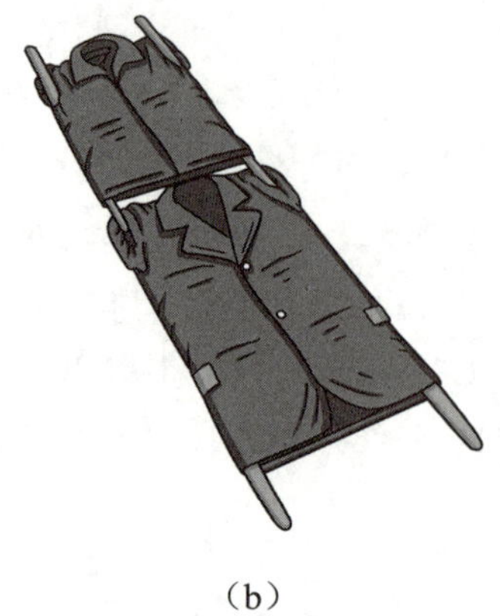
（b）

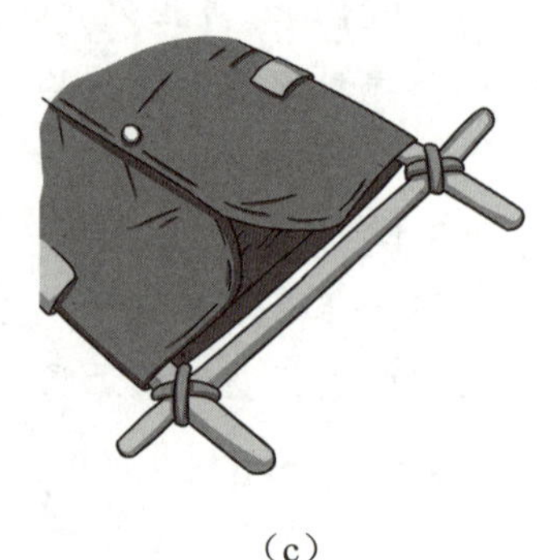
（c）

图 1-98　衣物担架

**注意事项：**

（1）使用帆布担架及简易自制担架前要先垫被褥、毛毯等，以防老年人的皮肤被压伤。

（2）用担架搬运老年人前，要在其颈部、腰部、膝下等空虚处加软垫、衣服等。

（3）帆布担架、毛毯担架、绳索担架等软担架不宜用于搬运骨折的老年人。

## 三、注意事项

（1）护理员不可贸然搬动，应根据老年人的伤病情况、体重、现场环境和条件、现场人数以及转运路程远近等做出评估后，再选择适当的搬运方法。

（2）所有护理员要听一人指挥，协同行动。

（3）护理员从下蹲到站起的过程中，头颈部和腰背部都要挺直，且尽量靠近老年人，借助大腿的力量站起，以防腰背部扭伤。

（4）一般情况下，老年人采取仰卧位，昏迷老年人的头应偏向一侧。对有颈部损伤者，应由专人保护其头颈部，以防其头颈部屈曲扭转。

（5）怀疑老年人有骨折或脊柱损伤时，不可让其尝试行走或使身体弯曲，以免加重损伤。对确定或可疑脊柱损伤的老年人，转运时要用硬担架，并始终保持其脊柱在同一轴线上，以防脊髓损伤。

（6）搬运过程中应当严密观察老年人意识、呼吸、心跳的变化，随时准备抢救。

（7）用交通工具运输时，必须固定好担架，以防交通工具在启动或刹车时碰伤老年人。

（8）只要条件允许，尽量用担架搬运老年人。

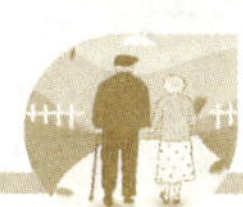

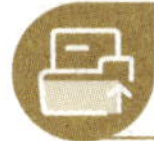

## 任务实施

### 正确搬运章奶奶

实施步骤如下：

（1）五人一组，根据情景导入改编一份情景剧剧本，并续写“小邱”“小何”及其同事对“章奶奶”采取的搬运措施。

（2）根据剧本进行角色扮演和搬运术模拟演练，并完善表 1-6 的内容。

表 1-6 任务实施记录表

| 任务名称 | | | | | |
|---|---|---|---|---|---|
| 实施人 | | | | | |
| 任务分工 | | | | | |
| 任务准备<br>（材料、工具、设备等） | | | | | |
| 实施流程 | | | | | |
| 已解决问题 | 问题描述：<br><br>解决方法： | | | | |
| 待解决问题 | | | | | |

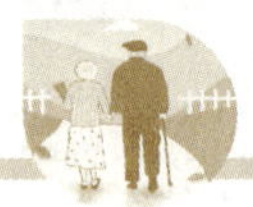



# 项目检测

## 一、单项选择题

1．对需要实施心肺复苏的老年人，应为其采取的体位是（　　）。

A．仰卧位　　B．侧卧位

C．俯卧位　　D．半卧位

2．心肺复苏的首要环节是（　　）。

A．开放气道　　B．评估、判断及呼救

C．摆放心肺复苏体位　　D．实施胸外心脏按压

3．胸外心脏按压的频率为（　　）。

A．90～120 次/min　　B．100～120 次/min

C．100～130 次/min　　D．90～130 次/min

4．胸外心脏按压的部位是（　　）。

A．两乳头连线中点的上方　　B．两乳头连线中点的下方

C．两乳头连线的中点　　D．左乳头的右方

5．一老年人上臂受伤出血，血色鲜红，血流速度快，其伤到的血管应该是（　　），正确的止血方法是（　　）。

A．静脉，在伤口的远心端压迫止血　　B．动脉，在伤口的远心端压迫止血

C．静脉，在伤口的近心端压迫止血　　D．动脉，在伤口的近心端压迫止血

6．急救中应用最多、最快捷、最有效的止血法是（　　）。

A．加压包扎止血法　　B．指压止血法

C．直接压迫止血法　　D．加垫屈肢止血法

7．包扎肢体粗细不等的部位或屈曲的关节处时，应采用的包扎方法是（　　）。

A．回返包扎法　　B．“8”字包扎法

C．螺旋反折包扎法　　D．蛇形包扎法

8．骨折固定时，夹板放置的位置应（　　）。

A．平齐骨折处上、下关节　　B．不超过骨折处的上、下关节

C．平齐骨折处上关节，超过下关节　　D．超过骨折处的上、下关节

9．对脊柱骨折或脊柱脱位老年人进行短距离搬运时，应采用的方法是（　　）。

A．单人搬运法　　B．双人搬运法

C．多人搬运法　　D．软担架搬运法

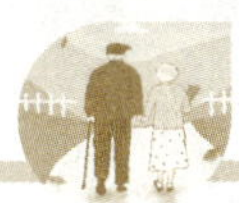

## 二、填空题

1. 心肺复苏的内容包括_______、_______、_______和_______等。

2. 主要适用于头颈部和四肢动脉出血的止血法是_______，适用于四肢大动脉出血或加压包扎不能有效控制的大出血的止血法是_______。

3. 为老年人进行心肺复苏时，护理员应借助双臂和躯体的重量垂直向下、用力、有节奏地连续按压_______次，按压幅度至少为_______ cm，但尽量避免超过________ cm。

4. 开放气道有三种方法：________、________和________。

5. _______是一种用途最广、最方便的包扎方法。其中，_______适用于包扎粗细均匀的部位，以及各种绷带包扎法的起始和结束。

6. 老年人受伤后，尤其是头部朝下摔伤后，出现颈部疼痛、四肢瘫痪时，应考虑用_______法进行固定；老年人在坠落伤、砸伤等严重创伤后出现腰背疼痛，尤其出现双下肢瘫痪时，应考虑用_______法进行固定。

7. 当护理员只有一人时，如果老年人伤病较轻或只有手足部骨折，可采用_______法搬运；如果老年人体型较大、体重较重，可采用_______法搬运。

## 三、简答题

1. 简述心肺复苏的操作流程。
2. 简述常用的止血方法。
3. 简述常用的包扎方法。
4. 简述常用的骨折固定方法。
5. 简述常用的徒手搬运法。

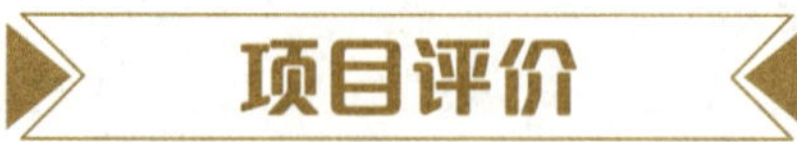

# 项目评价

教师综合学生的项目学习情况，根据表 1-7 的评价标准，对学生进行学习成果评价，并将评价结果填入表 1-7 中。

表 1-7　学习成果评价表

<table>
<tr><td>班级</td><td></td><td>组号</td><td></td><td>日期</td><td colspan="2"></td></tr>
<tr><td>姓名</td><td></td><td>学号</td><td></td><td>主讲教师</td><td colspan="2"></td></tr>
<tr><td>项目名称</td><td colspan="6">常见的基本急救技术</td></tr>
<tr><td>评价项目</td><td colspan="4">评价内容</td><td>满分</td><td>师评</td></tr>
<tr><td rowspan="4">知识</td><td colspan="4">熟悉心肺复苏的开始时间和适用人群，以及有效和终止的指征</td><td>5</td><td></td></tr>
<tr><td colspan="4">掌握心肺复苏的操作要点和注意事项</td><td>10</td><td></td></tr>
<tr><td colspan="4">掌握自动体外除颤器的使用方法</td><td>10</td><td></td></tr>
<tr><td colspan="4">掌握各止血法、包扎法、骨折固定法、搬运法的适用情况、操作要点和注意事项</td><td>15</td><td></td></tr>
<tr><td rowspan="2">技能</td><td colspan="4">能够准确地模拟心肺复苏，并能够规范操作自动体外除颤器</td><td>20</td><td></td></tr>
<tr><td colspan="4">能够规范模拟止血法、包扎术、固定术和搬运术</td><td>20</td><td></td></tr>
<tr><td rowspan="4">素质</td><td colspan="4">对本项目内容兴趣浓厚，能够积极思考，主动学习</td><td>5</td><td></td></tr>
<tr><td colspan="4">具备辩证思维能力，能够做到具体问题具体分析</td><td>5</td><td></td></tr>
<tr><td colspan="4">具有尊重和关爱老年人的意识</td><td>5</td><td></td></tr>
<tr><td colspan="4">具有团队精神，积极参与任务，与小组成员配合良好</td><td>5</td><td></td></tr>
<tr><td colspan="5">合计</td><td>100</td><td></td></tr>
<tr><td>自我评价</td><td colspan="6"></td></tr>
<tr><td>教师评价</td><td colspan="6"></td></tr>
</table>

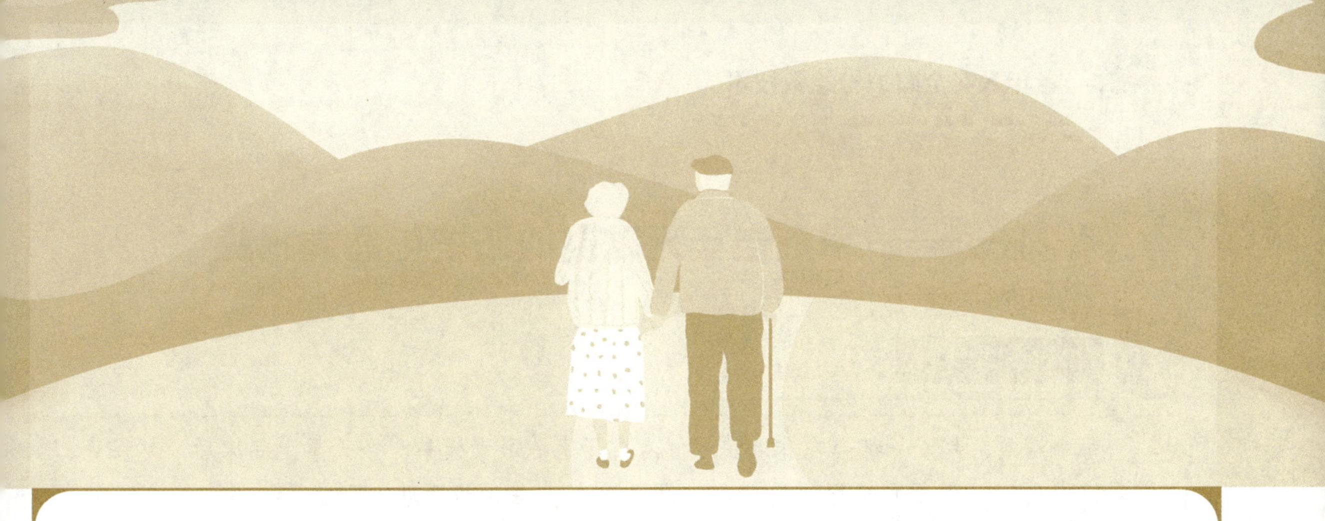

# 项目二 老年人常见意外伤害的防护与急救措施

## 项目引言

老年期虽是充满了智慧与经验的阶段，却也伴随着身体机能的自然退化、识别和避免环境危害的能力下降，因此老年人在日常生活中容易遭遇跌倒、坠床、烫伤、噎食/误吸等意外伤害。如何为老年人守好安全底线，是养老服务领域的重要课题。

本项目将深入分析老年人常见意外伤害的成因，详细讲解实用的防护与急救措施，旨在引导护理员为老年人构建一个更加安全的生活环境，使老年人能够老有所安。

## 知识目标

- 熟悉老年人常见意外伤害的原因与防护措施。
- 熟悉老年人跌倒、坠床、烫伤、噎食/误吸的风险评估方法。
- 掌握老年人跌倒、坠床、烫伤、噎食/误吸的急救措施。
- 熟悉老年人中毒、触电的急救措施。

## 技能目标

- 能够正确评估老年人常见意外伤害的风险，并积极采取有效的预防措施。
- 能够快速识别、科学处置老年人常见的意外伤害。

## 素质目标

- 牢固树立安全理念，坚决筑牢养老服务安全底线，为老年人的人身安全保驾护航。
- 积极推动安全防护知识普及，提升老年人的安全意识。

# 任务一　掌握老年人跌倒的防护与急救措施

## 情景导入

每个清晨，赵爷爷都会在养老院的健身广场上练习太极拳。今天早上起床后，赵爷爷觉得饿得厉害，但想到餐厅还没开门，还是决定先去活动活动。刚练了没多久，赵爷爷就觉得眼前一黑，接着跌倒在地。正在周边巡视的护理员小李看到后，立马赶过来查看情况。

**思考：**

（1）赵爷爷跌倒可能是什么原因导致的？

（2）如果你是小李，你首先会如何做？

跌倒是指个体突发的非故意倒在地面或其他较低地方的事件。跌倒在老年人群中的发生率较高，是老年人最常见的意外伤害。同时，跌倒的危害极大，是老年人创伤性骨折的首要原因，也是我国65岁及以上老年人因意外伤害而死亡的首要原因。

## 一、老年人跌倒的常见原因

跌倒的发生通常不是单一因素作用的结果，与老年人身体机能、健康状况、行为习惯、药物使用、穿着、周围环境等多方面因素有关。

### （一）生理因素

衰老可导致人体肌力减退、视力变差、平衡能力降低等，从而增加老年人意外跌倒的风险。

### （二）疾病因素

有些疾病可使老年人出现头晕、下肢无力、走路不稳等症状，从而导致老年人容易跌倒。常见的可诱发跌倒的疾病如表2-1所示。

**表2-1　常见的可诱发跌倒的疾病**

| 疾病分类 | 常见疾病 |
| --- | --- |
| 循环系统疾病 | 低血压、高血压、心房颤动、心源性晕厥等 |
| 神经系统疾病 | 帕金森病、认知障碍、外周神经系统病变等 |
| 运动系统疾病 | 骨关节病、风湿性关节炎等 |
| 感觉器官疾病 | 白内障、青光眼等 |

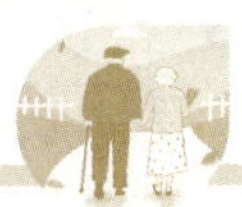

### （三）药物因素

有些药物会影响老年人的神志、视觉、平衡力、血压等，从而增加老年人跌倒的风险。常见的可诱发跌倒的药物如表 2-2 所示。

表 2-2　常见的可诱发跌倒的药物

| 药物分类 | 常见药物 |
| --- | --- |
| 精神类药物 | 抗抑郁药、抗焦虑药、镇静催眠药、抗惊厥药等 |
| 心血管类药物 | 降压药、利尿药、扩血管药等 |
| 其他药物 | 降糖药、解热镇痛抗炎药、镇痛药、抗帕金森病药等 |

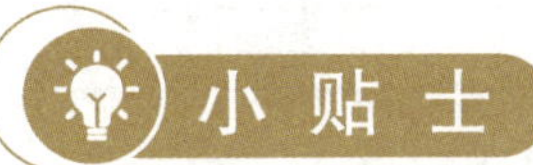


对于老年人来说，起床时、夜间如厕时、洗澡时、服药后半小时内、上下车时、乘坐扶梯时、冬季外出活动时是容易发生跌倒的危险时刻。

### （四）其他外部因素

穿底部不防滑、跟较高的鞋，穿不合身的衣裤，动作过快或进行不适合身体条件的运动等，都会增加老年人跌倒的风险。

此外，地面湿滑、不平、有障碍物，照明不足，起身时缺乏支撑物，家具过高、过低或摆放不合适等，是导致老年人跌倒的常见环境因素。

小贴士

老年人跌倒绝大多数发生在家里，室内环境危险等级从高到低依次是卫生间、卧室、厨房、楼梯通道；室外则主要发生在人群拥挤、地面湿滑的地方。

## 二、老年人跌倒的危害

跌倒可造成老年人骨折、头部损伤等，若因骨折等需长期卧床休息，老年人可出现肌肉萎缩、骨质疏松、关节痉挛、压力性损伤（压疮）等，严重者甚至出现坠积性肺炎和下肢静脉血栓等一系列并发症。可见，跌倒可严重影响老年人的身心健康和生活质量，同时也会给其家人增加极大的照护负担。

## 三、老年人跌倒的风险评估

老年人跌倒风险评估

根据民政部2021年发布的《养老机构预防老年人跌倒基本规范》，评估老年人跌倒的风险，除根据其疾病状况和用药状况评估外，还应根据表2-3和表2-4两个量表进行综合评估。

表2-3 Morse老年人跌倒风险评估表

| 项目 | 评分标准 | 得分 |
| --- | --- | --- |
| 近三个月内跌倒史 | 否＝0 | |
| | 是＝25 | |
| 超过一个医疗诊断 | 否＝0 | |
| | 是＝15 | |
| 行走是否使用辅助用具 | 不需要/卧床休息/他人协助＝0 | |
| | 拐杖/手杖/助行器＝15 | |
| | 轮椅/平车＝30 | |
| 是否接受药物治疗 | 否＝0 | |
| | 是＝20 | |
| 步态/移动 | 正常/卧床不能移动＝0 | |
| | 双下肢虚弱无力＝10 | |
| | 残疾/功能障碍＝20 | |
| 认知状态 | 自主行为能力＝0 | |
| | 无控制能力＝15 | |
| 总得分 | | |

注：得分0～24分为低风险，25～45分为中风险，≥45分为高风险。

表2-4 老年人平衡能力测试表

<table>
<tr><th>测试类别</th><th>测试项目</th><th>描述</th><th>评分标准</th><th>得分</th></tr>
<tr><td rowspan="5">静态平衡能力</td><td colspan="4">原地站立，按描述内容做动作，尽可能保持姿势，根据保持姿势的时间长短评分</td></tr>
<tr><td>双脚并拢站立</td><td>双脚同一水平并列靠拢站立，双手自然下垂，保持姿势尽可能超过10 s</td><td rowspan="4">0分：≥10 s<br>1分：5～9 s<br>2分：0～4 s</td><td></td></tr>
<tr><td>双脚前后位站立</td><td>双脚成直线一前一后站立，前脚的后跟紧贴后脚的脚尖，双手自然下垂，保持姿势尽可能超过10 s</td><td></td></tr>
<tr><td>闭眼双脚并拢站立</td><td>闭上双眼，双脚同一水平并列靠拢站立，双手自然下垂，保持姿势尽可能超过10 s</td><td></td></tr>
<tr><td>不闭眼单腿站立</td><td>双手叉腰，单腿站立，抬起脚离地5 cm以上，保持姿势尽可能超过10 s</td><td></td></tr>
</table>

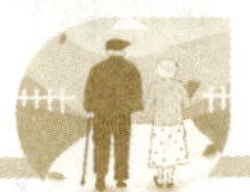

续表

<table>
<tr><th>测试类别</th><th>测试项目</th><th>描述</th><th>评分标准</th><th>得分</th></tr>
<tr><td rowspan="5">姿势控制能力</td><td colspan="4">选择带扶手的椅子，完成坐下和站立；找一处空地，完成下蹲和起立，根据动作完成的质量评分</td></tr>
<tr><td>由站立位坐下</td><td>站在椅子前面，弯曲膝盖和大腿，轻轻坐下</td><td rowspan="2">0 分：能够轻松坐下、起立而不需要扶手。<br>1 分：能够自己坐下、起立，但略感吃力，需尝试数次或扶住扶手才能完成。<br>2 分：不能独立完成动作</td><td></td></tr>
<tr><td>由坐姿到站立</td><td>坐在椅子上，靠腿部力量站起</td><td></td></tr>
<tr><td>由站立位蹲下</td><td>双脚分开站立与肩同宽，弯曲膝盖下蹲</td><td rowspan="2">0 分：能够轻松蹲下、起立而不需要扶手。<br>1 分：能够自己蹲下、起立，但略感吃力，需尝试数次或扶住旁边的固定物体才能完成。<br>2 分：不能独立完成动作</td><td></td></tr>
<tr><td>由下蹲姿势到站立</td><td>由下蹲姿势靠腿部力量站起</td><td></td></tr>
<tr><td rowspan="17">动态平衡能力</td><td colspan="4">设定一个起点，往前直线行走 10 步左右再转身走回起点，根据动作完成的质量评分</td></tr>
<tr><td rowspan="2">起步</td><td>能立即迈步出发不犹豫</td><td>0 分</td><td rowspan="2"></td></tr>
<tr><td>需要想一想或尝试几次才能迈步</td><td>1 分</td></tr>
<tr><td rowspan="2">步高</td><td>脚抬离地面，干净利落</td><td>0 分</td><td rowspan="2"></td></tr>
<tr><td>脚拖着地面走路</td><td>1 分</td></tr>
<tr><td rowspan="2">步长</td><td>每步跨度长于脚长</td><td>0 分</td><td rowspan="2"></td></tr>
<tr><td>不敢大步走，走小碎步</td><td>1 分</td></tr>
<tr><td rowspan="2">脚步的匀称性</td><td>步子均匀，每步的长度和高度一致</td><td>0 分</td><td rowspan="2"></td></tr>
<tr><td>步子不匀称，时长时短，一脚深一脚浅</td><td>1 分</td></tr>
<tr><td rowspan="2">步行的连续性</td><td>连续迈步，中间没有停顿</td><td>0 分</td><td rowspan="2"></td></tr>
<tr><td>步子不连贯，有时需要停顿</td><td>1 分</td></tr>
<tr><td rowspan="2">步行的直线性</td><td>能沿直线行走</td><td>0 分</td><td rowspan="2"></td></tr>
<tr><td>不能走直线，偏向一边</td><td>1 分</td></tr>
<tr><td rowspan="2">走动时躯干的平稳性</td><td>躯干平稳，不左右摇晃</td><td>0 分</td><td rowspan="2"></td></tr>
<tr><td>躯干摇晃或手需向两边伸开来保持平衡</td><td>1 分</td></tr>
<tr><td rowspan="2">转身时的平衡性</td><td>躯干平稳，转身连续，转身时步行连续</td><td>0 分</td><td rowspan="2"></td></tr>
<tr><td>躯干摇晃，转身前需停步或转身时脚步有停顿</td><td>1 分</td></tr>
</table>

注 1. 0 分：平衡能力好，建议做稍复杂的全身练习并增加力量性练习，增强体力，提高身体综合素质。

1～4 分：平衡能力开始降低，跌倒风险增加。建议增加提高平衡能力的练习，如单腿跳跃、倒走、太极拳和太极剑等。

5～16 分：平衡能力受到较大削弱，跌倒风险较大。建议做针对平衡能力的练习，如单脚站立练习、“不倒翁”练习、沿直线行走、侧身行走等，适当增加一些力量性练习。

17～24 分：平衡能力较差，很容易跌倒。建议选择合适的助行器并补充钙质，做一些力所能及的简单运动，如走楼梯、散步、坐立练习、沿直线行走等，运动时应有人监护以确保安全。

注 2. 平衡能力测试时，应有工作人员在旁边保护，以防老年人不慎跌倒。

## 四、老年人跌倒的防护措施

老年人跌倒具有特定的影响因素，通过实施科学的防护措施，可以降低跌倒的发生率，避免或减轻跌倒给老年人带来的伤害。

### （一）营造安全的室内环境

**1．确保室内无障碍**

室内无障碍是指室内地面平整、干燥，无台阶或门槛，室内物品摆放整齐，过道无杂物，家具无轮子且摆放位置固定，电线隐藏或固定在角落。

**2．确保室内物品使用方便**

（1）门口摆放座位，方便老年人换鞋和穿衣；床旁设置床头柜，减少老年人起床取物次数。

（2）将常用物品放于老年人伸手可及之处，以避免其借助凳子或梯子取物。

（3）床、坐具不要过软，高度合适。

**3．确保室内光线充足**

由于老年人视力退化，对光线的调节适应能力较差，因此应保持老年人的室内光线充足。例如，在过道、卫生间、厨房等易跌倒的地方增强局部照明，在床头等位置放置台灯。此外，应保证灯具开关位置方便使用，或用遥控开关、感应开关等代替。

**4．确保卫生间防滑、方便**

（1）在卫生间的地面上放置防滑垫，如图 2-1（a）所示。

（2）尽量安装坐式马桶，并在马桶两旁安装高度合适的扶手，如图 2-1（a）所示。

（3）适当降低洗漱台的高度并安装扶手，确保老年人坐轮椅也可以使用，如图 2-1（b）所示。

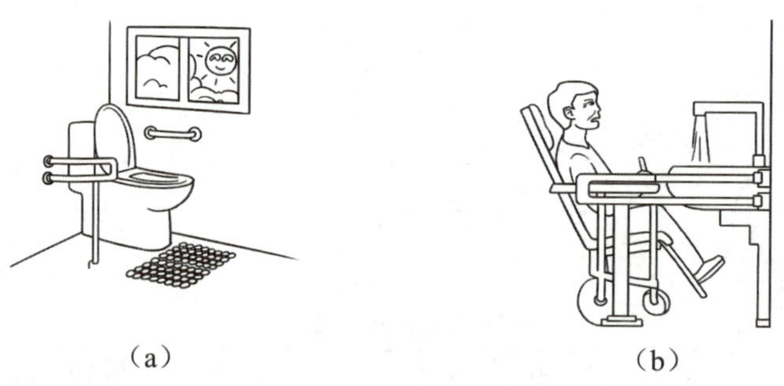

（a）　　（b）

图 2-1　打造安全的卫生间

### （二）加强日常生活中的防护

**1．准备合适的衣裤和鞋子**

（1）护理员应为老年人准备合身衣裤，衣裤不宜过长、过紧或过于宽松，以可保暖又不影响身体活动为宜。

（2）舒适、安全的鞋子对保持身体的稳定性有十分重要的作用，护理员在为老年人准备鞋子时应注意以下几点：① 鞋底要纹路清晰、防滑，有一定的厚度，硬度适中，能起到

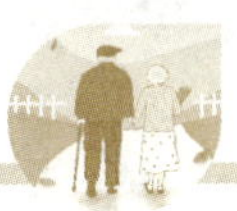

一定的支撑作用；② 鞋跟不宜太高；③ 鞋面的材质应柔软，有较好的保暖性和透气性；④ 鞋的固定方式以搭扣式为好，如为系带式，应注意系好，保证其不易松开；⑤ 鞋的足弓部要略微增厚，以在老年人走路时起到一定的支撑和缓冲作用；⑥ 鞋的大小应合适，以脚趾与鞋头间略有空隙为宜。

**2. 科学选择辅助器具**

护理员应根据老年人的身体情况为其准备合适的辅助器具，如手杖、助行器、轮椅、视力补偿设备和助听器等。例如：

手杖可发挥辅助支撑行走的作用，是简便有效的防跌倒工具。护理员挑选手杖时，应重点关注手杖的手柄、材质、长度和底端：① 手柄应大小合适、容易用力；② 手杖杆应结实耐用，无变形、不易弯曲；③ 长度以老年人穿鞋自然站立、两手自然下垂时手腕横纹到地面的距离为宜；④ 底端可为单脚或四脚型，应配有防滑橡胶垫，并定期更换，如图 2-2 所示。

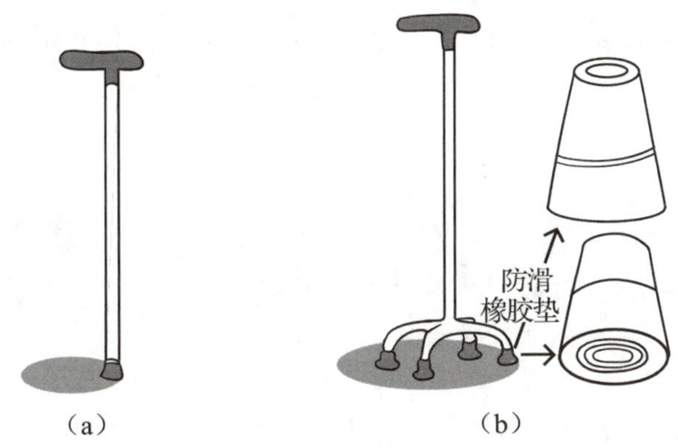


图 2-2　手杖

助行器是一种四边形或三角形的金属框架，可将老年人保护其中、支撑体重并便于站立行走，具有自身轻、支撑面积大、稳定性好等特点。助行器大致可分为步行式助行器和轮式助行器。步行式助行器无脚轮、高度可调、稳定性好，适合下肢活动不便但上肢正常的老年人使用，如图 2-3 所示；轮式助行器有脚轮，易于推行移动，适合上下肢活动均不便的老年人使用，如图 2-4 所示。

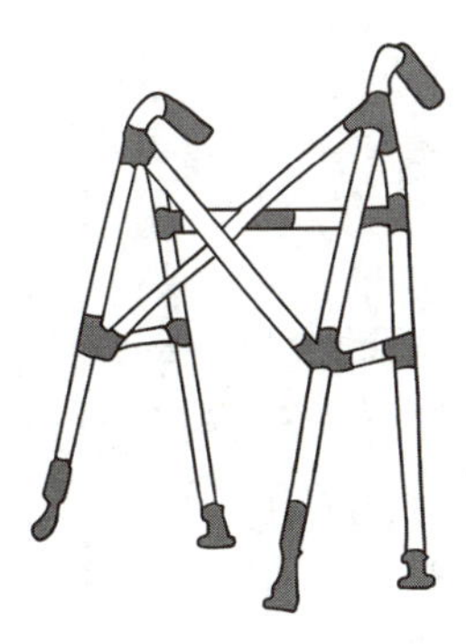

图 2-3　步行式助行器

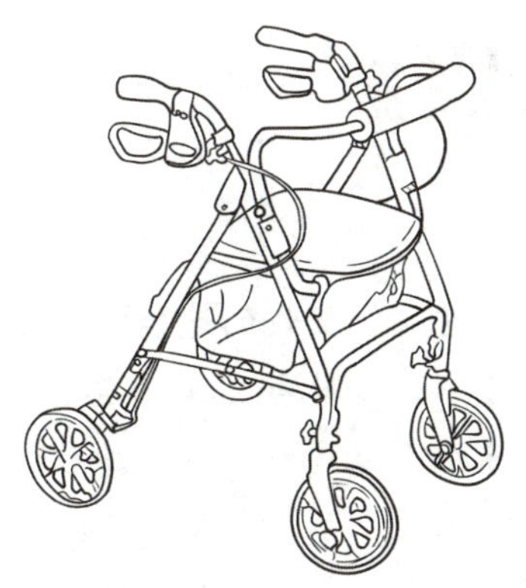

图 2-4　轮式助行器

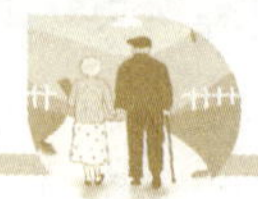



3．养成安全的生活习惯

护理员应增强老年人的防跌倒意识，告诫老年人不要有侥幸心理，注意避开环境中的危险因素。例如，注意地面是否湿滑，有无坑洼不平、台阶、坡道、障碍物，尽量选择无障碍、不湿滑、光线好的路线；上下台阶、起身时要站稳扶好，放慢速度；在运动、出行过程中，要根据身体条件主动休息，避免因体力下降增加跌倒的风险；出门前关注天气预报，雨雪、大风等恶劣天气时尽量不外出；外出时随身携带应急联系卡片和手机；夜晚尽量不外出，如必须外出，要携带照明工具。

4．合理增加运动量

合理运动能降低和延缓衰老对身体机能的影响，有助于减少老年人跌倒的风险。护理员应根据老年人的身体状况，遵循量力而行、循序渐进原则，为老年人安排合适的运动形式和运动强度（如太极拳、八段锦、五禽戏、健步走等），并帮助老年人养成规律运动的习惯。此外，还应叮嘱老年人运动前先热身，运动后做放松练习，身体不适时不要勉强坚持运动。

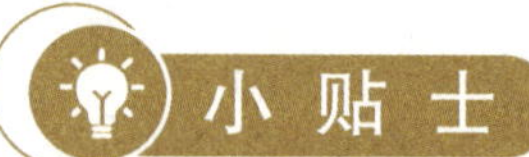


锻炼身体的平衡能力，可以做单脚站立、身体摆动“不倒翁”练习，足跟对足尖一字走、侧向行走、跨步练习、平衡操等；锻炼下肢肌肉的力量，可以通过提踵、直腿后抬等方法；锻炼耐力，可以通过健步走、健身舞等有氧运动。

5．积极预防骨质疏松

骨质疏松是老年人常见的一种全身性骨骼疾病，会增加跌倒后骨折的风险。护理员应保证老年人均衡饮食，提供含适量蛋白质、富含钙、低盐的食物，如奶制品、豆制品、坚果、蛋类、瘦肉等；同时叮嘱老年人戒烟、戒酒，慎用影响骨代谢的药物。

天气条件允许时，护理员应每天为老年人安排至少 20 min 的日照时间。同时，应定期带老年人评估骨质疏松风险、检测骨密度，以及早发现骨质疏松；一旦确诊，应在医务人员的指导下规范、积极治疗，并重视预防跌倒。

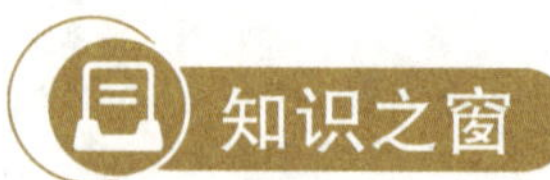


### 老年人如何补钙

老年人日常补钙最好的途径是多吃钙及维生素 D 含量高的食物，如牛奶、豆制品、黑木耳、虾皮、新鲜蔬菜、海产品、动物肝脏、蛋类等，常见食物的钙含量如表 2-5 所示。如果因疾病需要额外补钙，建议在医生的指导下进行药物补充。

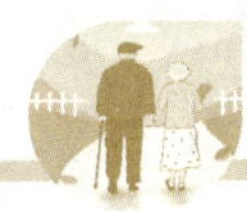

表 2-5　常见食物的钙含量

单位：mg/100 g

| 食物 | 含量 | 食物 | 含量 | 食物 | 含量 | 食物 | 含量 |
|---|---|---|---|---|---|---|---|
| 芝麻酱 | 1 170 | 芝麻（白） | 620 | 黑木耳 | 247 | 榨菜 | 155 |
| 虾皮 | 991 | 干海带 | 348 | 黑豆 | 224 | 山楂干 | 144 |
| 奶酪 | 729 | 豆腐干 | 308 | 海蟹 | 208 | 鲜扇贝 | 142 |
| 全脂牛奶粉 | 676 | 花生仁（炒） | 284 | 燕麦片 | 186 | 扁豆 | 137 |
| 芝麻（黑） | 780 | 紫菜 | 264 | 豆腐 | 164 | 干葫芦条 | 114 |
| 牛奶 | 104 | 豌豆 | 97 | 油菜心 | 92 | 小白菜 | 90 |
| 鲫鱼 | 79 | 西蓝花 | 67 | 鸡蛋 | 48 | 草鱼 | 38 |
| 馒头 | 18 | 白萝卜 | 36 | 豆角 | 29 | 橙子 | 20 |
| 豆浆 | 10 | 米饭 | 7 | 猪瘦肉 | 6 | 苹果 | 4 |

资料来源：张雪梅、陈茜，《漫话老年人安全照护》，人民卫生出版社，2021 年

需要注意的是，钙并不是补得越多越好，过多可能会引起心律失常、尿路结石等疾病。中国营养学会推荐，老年人每日钙摄取总量为 1 000 mg，包括食物摄取、药物补充等。

小贴士

保健品补钙并不科学。补钙药物是经过大量临床验证、由相关单位审查批准的，生产要求严格，含量、疗效均有保证；而保健品无治疗作用，广告宣传往往夸大其词，其钙含量不一定高，辅料却可能很多。

## 五、老年人跌倒的急救措施

### （一）针对失去意识老年人的急救措施

（1）确认周围环境安全。

（2）判断老年人的意识，可轻拍老年人的双肩，分别在其双侧耳旁大声呼喊，看老年人有无反应。注意：判断意识前，不要轻易移动老年人。

（3）如果老年人意识丧失，应先检查老年人的呼吸、脉搏，并同时拨打 120 急救电话。如果没有呼吸、脉搏，应立即进行心肺复苏。

（4）如果老年人有外伤、出血，应立即止血、包扎。

（5）如果老年人有抽搐，应将其移至平整且较软的地面上或在其身下垫软物，防止碰伤、擦伤。注意：不要往抽搐老年人的嘴里塞任何东西，以免堵塞气道引起窒息；不要硬掰抽搐肢体，防止肌肉、骨骼损伤。

（6）尽量不要搬动老年人，如果需要搬动，应保证平稳，并尽量让其身体纵轴呈一条直线。

### （二）针对有意识老年人的急救措施

（1）确认周围环境安全。

（2）判断老年人是否有意识。

（3）如果老年人有意识，可询问老年人是否记得跌倒时的情况，如果不能回忆起跌倒的过程，需怀疑老年人出现晕厥或脑血管意外。

（4）询问和查看老年人有无剧烈头痛、口角歪斜、口齿不清、手脚无力等脑卒中表现，肢体疼痛、肢体畸形、关节异常等骨折表现，腰背部疼痛、双腿活动或感觉异常、大小便失禁等腰椎损伤表现。若有以上任何一种表现，均不可搬动老年人，应立即拨打 120 急救电话。

（5）询问和查看有无外伤、出血。如有，应立即止血、包扎，并送往医院救治。

（6）若以上情况均无，且老年人试图自行站起，可协助老年人缓慢起立，陪老年人休息一下，确认无碍后再离开。

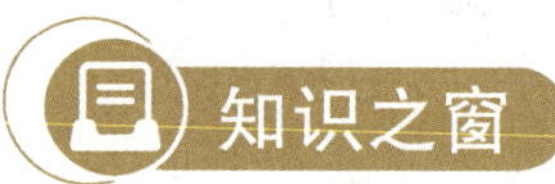


#### 老年人跌倒后如何自救

（1）保持冷静，不要慌张。不要着急起身，先自行判断有无受伤、受伤部位和程度、能否自行站起等。

（2）经尝试，如无法起身，不要强行站起，可以通过大声呼喊，打电话，敲打房门、地板、管道等物品发出声音求助，但要注意保持体力。在等待救助期间，可用垫子、衣物、床单等保暖。

（3）如伤势不重，自我判断可以站起，首先应将身体变为俯卧位，其次利用身边的支撑物或手掌撑地慢慢起身（如此损伤的可能仅仅是手掌、腕关节和手臂等上肢部位，治疗、康复难度相对较小，不需要卧床，不易引发严重的并发症），不要盲目突然站起，以免加重伤情。起身后应先休息片刻，恢复部分体力后再寻求救援或治疗。

（4）无论跌倒后受伤与否，都应告知家人和护理员，并根据情况进行进一步检查。此外，跌倒时应尽量避免臀部着地或侧身倒地。若跌倒时支撑点落在臀部正中，易导致股骨头骨折、腰椎压缩性骨折及髋关节骨折；若支撑点落在身体一侧，易伤及胯外部，造成股骨颈骨折或股骨粗隆间骨折。

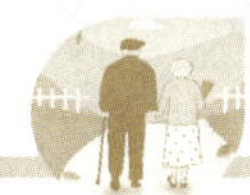

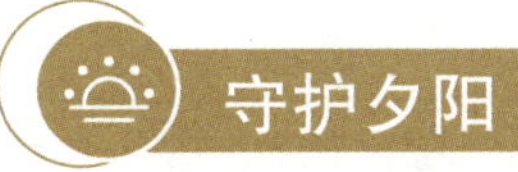

## 守护夕阳

### 适老微改造，养老大文章

起床怕跌、走路怕摔、洗澡怕滑，是许多老年人共同的生活烦恼。从2019年年底开始，上海试点新型居家环境适老化改造，截至2023年上半年，累计惠及1.8万多户老年人家庭。

近年来，各地各方面加快推进适老化改造，变化有目共睹。在北京市，一些老年人家里装上了防滑地板、墙边扶手、紧急呼叫器等，生活安全又安心；在河北省石家庄市，适老示范线路上的公交车地板和站台平齐，车里设置轮椅摆放区，沿途站牌也换成大字版；在重庆市，一些公园多了弧形座椅、康复栏杆等暖心设置。

适老化改造是为了改善老年人的生活环境，因此要从老年人的视角出发，打磨好改造细节，精准匹配老年人的需求。一方面，要建立健全相关标准规范，不断提升适老化产品和服务质量。2023年，国家市场监督管理总局下达一批适老化改造国家标准制修订专项计划，涉及老年人日常起居、交通出行、养老照护、旅游休闲、读书看报、体育健身等常用生活场景。在适老化改造初期，着力完善标准体系，既有利于扩大覆盖面，也有助于确保改造质量。另一方面，每个家庭的情况各不相同，也要注重满足不同老年人的个性化需求。比如，可以根据老年人的需求定制合适的衣柜、橱柜，研发能感知睡眠状态的智能空调。在适老化改造中，精准解决好困扰老年人的各种“小问题”，才能写好积极应对人口老龄化的“大文章”。

积极应对人口老龄化，一个重要方面就是如何帮助老年人适应晚年生活。解决这一问题，不能为了应对“银发潮”被动地缝缝补补，而要着眼于人的全面发展去主动改善社会环境。瞄准老年人的生活需求，做好方方面面的适老化改造，推动构建老年友好型社会，定能有力托举亿万老年人的幸福生活。

资料来源：卢涛，《适老微改造，养老大文章——发展银发经济，增进老年人福祉》，《人民日报》2024年4月1日，有改动

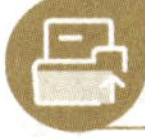

## 任务实施

### 救护跌倒的赵爷爷

实施步骤如下：

（1）两人一组，根据情景导入改编一份情景剧剧本，并续写“小李”对“赵爷爷”采取的急救措施。注意：剧本内容须包含“赵爷爷”昏迷和清醒两种情况。

（2）各组根据剧本进行角色扮演，并完善表2-6的内容。

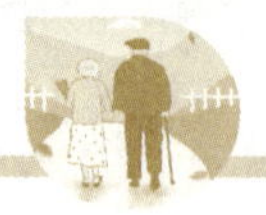


表 2-6 任务实施记录表

| 任务名称 | | |
|---|---|---|
| 实施人 | | |
| 任务分工 | | |
| 任务准备<br>（材料、工具、设备等） | | |
| 实施流程 | | |
| 已解决问题 | 问题描述：<br><br>解决方法： | |
| 待解决问题 | | |

## 任务二 掌握老年人坠床的防护与急救措施

### 情景导入

因跌倒而受伤的赵爷爷现在被要求卧床休息，因为暂时不能活动，赵爷爷感到无比沮丧，每天都期待着自己能早日下床活动。正是抱着这种期许，赵爷爷经常想尝试下自己能不能下床活动，但每次都被护理员小李及时阻止。一天午饭后，趁小李收拾完餐具送走的工夫，赵爷爷又一次蠢蠢欲动，却不慎坠落到床下。

**思考：**

（1）对于赵爷爷这种情况，应如何加强防护？

（2）如果你是小李，发现赵爷爷坠床后，你会如何处理？

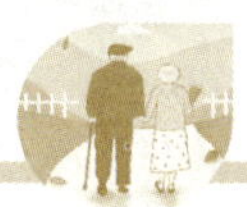

坠床与跌倒一样，也会给老年人带来致伤、致残的可能，极有可能导致老年人一摔便卧床不起，甚至危及生命，会给老年人的家人及社会带来较大的负担。

## 一、老年人坠床的常见原因

老年人坠床的常见原因主要包括以下几种类型：

（1）生理因素：部分肢体活动功能障碍和自控体位能力下降、有坠床史等。

（2）精神因素：存在谵妄、恐惧、躁动等症状。

（3）疾病因素：患有心脑血管疾病、癫痫、帕金森病等。

（4）环境因素：床、平车未使用护栏，或未采用固定措施等。

## 二、老年人坠床的风险评估

老年人坠床的风险可参照表 2-7 进行评估。

表 2-7　老年人坠床风险评估表

| 项目 | 评分标准 | 得分 |
| --- | --- | --- |
| 年龄 | ＜70 岁＝0 | |
| | ≥70 岁＝1 | |
| 近 1 年是否有坠床史 | 否＝0 | |
| | 是＝1 | |
| 感知状态 | 意识清晰、视力正常＝0 | |
| | 视力障碍（单盲、双盲、弱视、白内障、青光眼、眼底病、复视等）＝1 | |
| | 意识障碍＝1 | |
| 活动状态 | 正常/卧床不能自主移动＝0 | |
| | 活动障碍/肢体偏瘫＝2 | |
| 身体状态 | 正常＝0 | |
| | 头晕/目眩/直立性低血压＝2 | |
| | 体能虚弱＝3 | |
| 是否使用影响意识或活动的药物 | 否＝0 | |
| | 使用散瞳剂、镇静催眠药、降压利尿药、麻醉止痛药、抗癫痫痉挛药＝1 | |
| 是否有人陪护 | 是＝0 | |
| | 否＝1 | |
| 光线 | 光线明亮＝0 | |
| | 光线昏暗＝1 | |
| 安全措施 | 安全措施到位＝0 | |
| | 床、平车（如有）护栏未拉上，轮子未固定＝1 | |
| 总得分 | | |

注：得分 0 分为低风险，1～3 分为中风险，≥4 分为高风险。

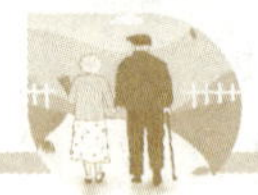


## 三、老年人坠床的防护措施

### （一）加强巡视和陪护

对有坠床风险的老年人加强巡视和观察；当卧床老年人出现躁动或癫痫发作时，应安排专人陪护。

### （二）改善居室环境

老年人的床不宜太矮，床垫不宜过软（若为充气床垫，则不宜充气太足）；床边应配扶手和声控感应地灯，这样可方便老年人抓扶、看清地面，避免踩空坠床。

### （三）减少疾病和药物影响

由于老年人常患有心脑血管疾病、神经系统疾病等，加之平衡感减退，起床的时候容易出现直立性低血压而晕倒，因此护理员要积极安排老年人治疗相关疾病，避免老年人睡前服用影响视力、平衡感等的药物，并叮嘱老年人起床的时候缓慢改变体位。

### （四）采取保护性约束措施

对常年卧床合并精神疾病的老年人，可采取适当的保护性约束措施，如使用床挡，必要时可经老年人及其家属同意后使用约束带等。

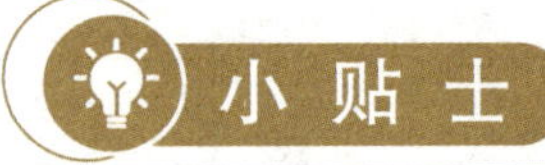


约束带只能短时间使用，使用时要保证松紧适宜、肢体处于功能位，且要随时观察约束带部位的皮肤颜色和肢体活动情况。常用的固定部位有肩部、膝部、手腕、脚踝等。

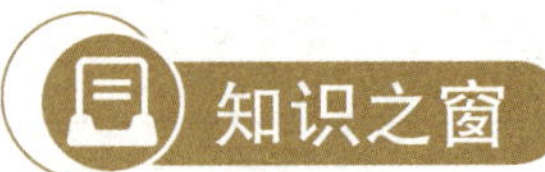


**床挡的分类**

床挡的主要作用是预防老年人坠床。床挡有多种样式，如多功能床挡、半自动床挡和木栏式床挡等。其中，多功能床挡（见图 2-5）使用时需插入两边床沿，不用时可插于床尾，必要时还可以在心肺复苏时垫于病患身下；半自动床挡（见图 2-6）一般固定于床两侧，可按需进行升降；木栏式床挡（见图 2-7）亦固定于床两侧，床挡中间有活动门，使用时将门关上即可。

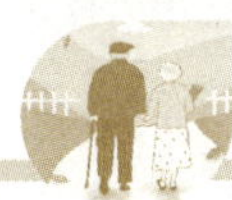

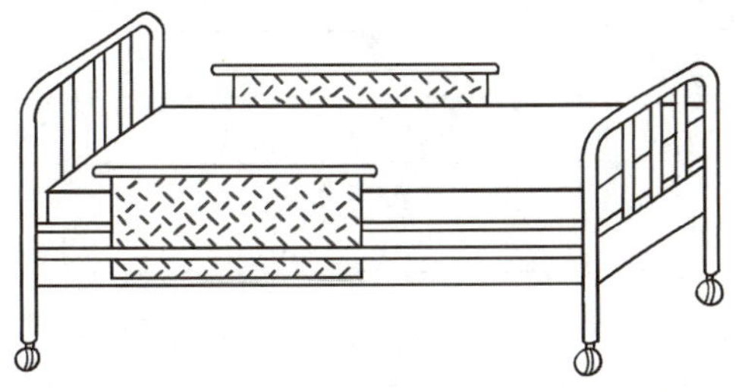

图 2-5　多功能床挡

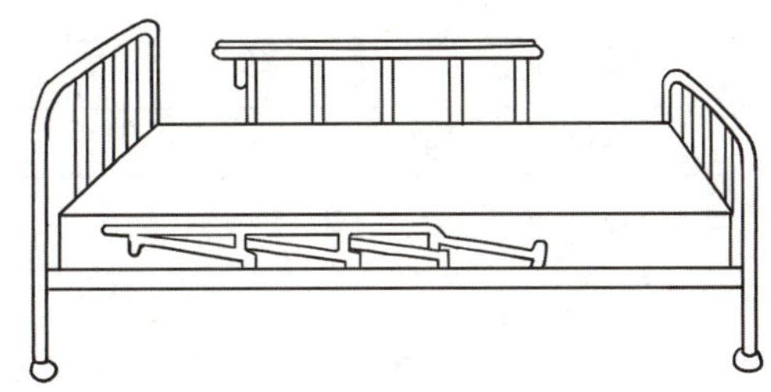

图 2-6　半自动床挡

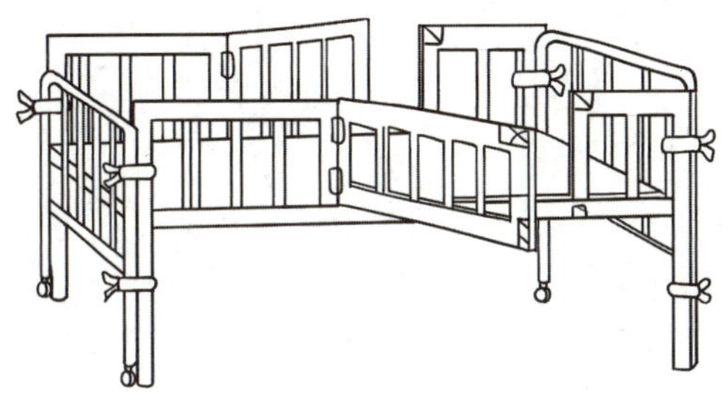

图 2-7　木栏式床挡

## 四、老年人坠床的急救措施

（1）及时给予老年人心理安抚，并嘱老年人不要着急站起。

（2）判断老年人意识是否清楚，检查有无外伤、骨折等情况。后续参考老年人跌倒的急救措施处理。

## 任务实施

### 科学应对赵爷爷坠床

实施步骤如下：

（1）两人一组，根据情景导入改编一份情景剧剧本，并续写“小李”对“赵爷爷”采取的急救措施。

（2）各组根据剧本进行角色扮演，并完善表 2-8 的内容。

（3）各组角色扮演结束后，总结预防老年人坠床的方法。

表 2-8　任务实施记录表

| 任务名称 | | |
|---|---|---|
| 实施人 | | |
| 任务分工 | | |
| 任务准备（材料、工具、设备等） | | |
| 实施流程 | | |
| 已解决问题 | 问题描述：<br><br>解决方法： | |
| 待解决问题 | | |

## 任务三　掌握老年人烫伤的防护与急救措施

### 情景导入

因跌倒受伤的赵爷爷又因坠床再次受伤，好在情况不严重。不过，这次赵爷爷不敢轻举妄动了，即便觉得无聊，也安心躺在床上静养。赵爷爷的好朋友王爷爷知道后，每天都来看望赵爷爷，陪他聊天解闷。

这天，王爷爷又准时来看望赵爷爷，还带来了茶具和茶叶。两人一边说笑一边喝茶，正当王爷爷拿起茶壶准备给赵爷爷添茶时，手却一滑把热茶全洒在了自己身上。赵爷爷见状，赶忙按响了床头的紧急呼叫铃。护理员小张听见呼叫后立即赶来，发现王爷爷右手皮肤红肿，但无水疱。

**思考：**

（1）王爷爷的伤势如何？

（2）小张应为王爷爷采取哪些急救措施？

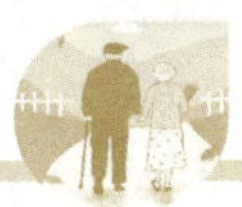

烫伤是指由热液、蒸汽等引起的组织损伤。

## 一、老年人烫伤的常见原因

老年人烫伤的常见原因主要包括以下几种类型：

（1）生理因素：意识模糊、温痛觉下降、视力障碍、部分生活不能自理等。

（2）疾病因素：患有阿尔茨海默病、帕金森病、糖尿病、偏瘫等。

（3）环境因素：取暖器、暖水瓶等放置位置不合理。

（4）其他因素：热水袋等使用不当、洗澡水温度过高等。

## 二、老年人烫伤程度的评估

烫伤按损伤程度可分为三度：Ⅰ度烫伤为最轻的烫伤，烫伤部位的皮肤轻度红肿、干燥、无水疱、痛感明显；Ⅱ度烫伤为中度烫伤，烫伤部位的皮肤红肿、有水疱、痛感明显；Ⅲ度烫伤为最严重的烫伤，烫伤部位的皮肤呈灰色或红褐色，甚至变黑，由于神经受到损伤，Ⅲ度烫伤时反而可能感觉不到疼痛，如图 2-8 所示。

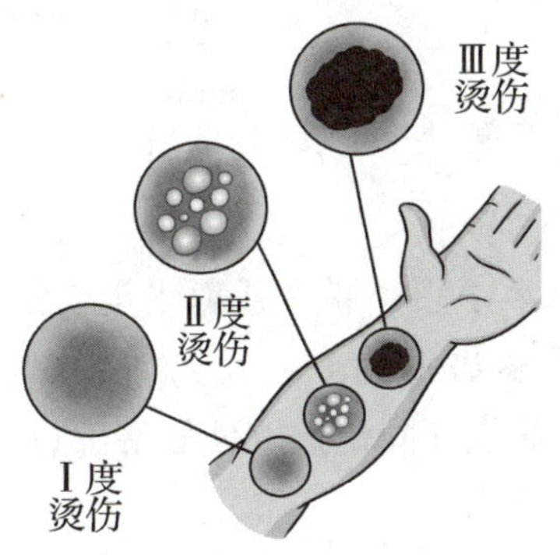


图 2-8　烫伤分度

小心低温烫伤

## 三、老年人烫伤的防护措施

（1）将食物和水凉至适宜温度后，再让老年人进食、饮水。

（2）提醒老年人洗漱、沐浴前应调节好水温，先开冷水后开热水，盆浴或泡脚时先放冷水再放热水。对有烫伤风险的老年人，应协助准备。

（3）将暖水瓶放在老年人不易触碰到的位置，并设置固定装置及“防止烫伤”标志。对视力不佳、行动不便的老年人，叮嘱其不要自行取开水，需要时请护理员协助。此外，护理员倾倒热水时，应避开老年人。

（4）为老年人使用取暖器时，应提前检查有无老化、渗漏等情况，并设置明显的“高温或烫伤危险”安全警示标志。

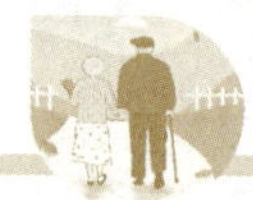


（5）为老年人使用热水袋时，水量宜在 1/2 至 2/3 之间，水温不可高于 50℃，且不能直接接触老年人的皮肤。

## 四、老年人烫伤的急救措施

老年人烫伤后，护理员应先迅速帮助老年人脱离险境，再在安抚老年人的同时评估老年人烫伤的程度，并据此选择恰当的急救措施。

### （一）Ⅰ度烫伤的急救措施

对Ⅰ度烫伤，应立即进行冷却治疗。若烫伤部位在四肢，应立即将烫伤部位浸泡在凉水中或在流动的凉水下冲洗（水温一般为 15～20℃），一般至伤处痛感消失或显著减轻为止，多需 0.5～1 h，如图 2-9（a）所示；若烫伤部位不在四肢，可用湿毛巾包裹冰块冷敷。

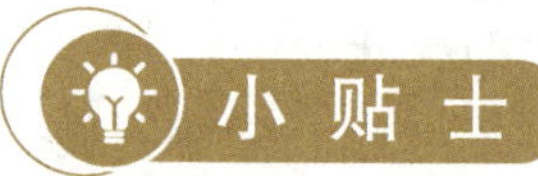


冷却治疗是烫伤的常用治疗方法，具有降温、减轻余热损伤、减轻肿胀、止痛、防止出现水疱等作用。

### （二）Ⅱ度烫伤的急救措施

（1）冷却治疗。

（2）经充分降温后，在凉水中小心脱去或剪去烫伤部位的衣物，如图 2-9（b）所示。注意：不可强行脱去衣物，以免弄破水疱。

（3）用无菌纱布盖住烫伤部位并固定，以使烫伤部位保持清洁，如图 2-9（c）所示。

（4）迅速带老年人到医院救治。

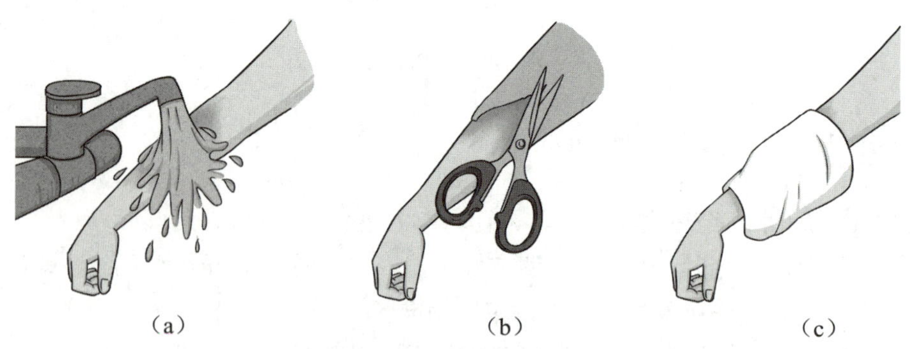

（a）　（b）　（c）

图 2-9　烫伤的急救措施

### （三）Ⅲ度烫伤的急救措施

立即用无菌纱布、干净毛巾等简单包扎烫伤部位，避免污染和再次损伤。同时报告相关负责人及老年人家属，并迅速带老年人去医院救治。

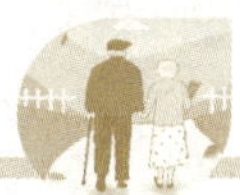

## 小贴士

（1）冲洗水流不宜过大，以免水疱破裂。

（2）切勿揉搓、挤压烫伤部位的皮肤。

（3）烫伤发生后，越早进行冷却治疗越好。若烫伤部位的水疱已破，则不可进行冷却治疗，以免发生感染。

（4）冬天进行冷却治疗时，应注意身体其他部位的保暖。

（5）切勿在创面涂抹红药水、紫药水等有色药液，以免影响医生对烫伤程度的判断；也不能涂抹酱油、牙膏等，以免发生感染。

## 任务实施

### 王爷爷烫伤后的应急处理

实施步骤如下：

（1）两人一组，根据情景导入改编一份情景剧剧本，并续写“小张”对“王爷爷”采取的急救措施。

（2）各组根据剧本进行角色扮演，并完善表 2-9 的内容。

表 2-9　任务实施记录表

| 任务名称 | | |
|---|---|---|
| 实施人 | | |
| 任务分工 | | |
| 任务准备<br>（材料、工具、设备等） | | |
| 实施流程 | | |
| 已解决问题 | 问题描述：<br><br>解决方法： | |
| 待解决问题 | | |

# 任务四　掌握老年人噎食/误吸的防护与急救措施

情景导入

护理员小周负责照顾的苗奶奶在一年前被确诊患有阿尔茨海默病，随着时间的推移，其病情越来越严重。

周末，苗奶奶的女儿徐女士前来看望她，并带来了她最喜欢吃的芝麻馅汤圆。一开始，苗奶奶很配合地让徐女士喂食，吃了几颗后，苗奶奶就吵着要自己吃。无奈之下，徐女士只得将勺子递给苗奶奶，同时叮嘱她慢点吃。苗奶奶拿到勺子，立即大口大口地吃了起来。吃着吃着，苗奶奶突然脸部涨得通红，双眼圆瞪，手指向咽部，说不出话，且表情痛苦。

徐女士看到此情形，赶紧喊来小周。小周判断苗奶奶是被汤圆噎住了，立即用学过的方法对苗奶奶进行紧急救助，很快使苗奶奶将噎住的汤圆吐了出来。

**思考：**

（1）小周从苗奶奶的哪些表现确定其发生了噎食？

（2）为避免周奶奶再次出现这种情况，小周应做好哪些防护措施？

噎食是指食物堵塞在咽喉部或卡在食管入口处，甚至误入气管的现象。食物一旦进入气管，可引起窒息，危及生命。误吸是指口咽部的食物残渣、唾液、反流的胃内容物等随呼吸进入声门下气管内的现象。

## 一、老年人噎食/误吸的常见原因

（1）生理因素：咀嚼功能不良、吞咽功能下降、咽反射减弱等。

小贴士

（1）咀嚼功能不良：老年人由于牙齿松动脱落、咀嚼肌功能下降，因此难以将食物咀嚼成易于吞咽的小块。

（2）吞咽功能下降：老年人吞咽肌力量减弱、吞咽软骨活动的灵敏性变差，导致食物运送困难。

（3）咽反射减弱：老年人咽喉部神经末梢感受器的反射能力迟钝，保护性咽反射减弱，当食物经过声门时，如果声门不能及时地反射性闭合，食物就会误入气管。

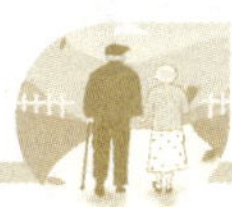

（2）疾病因素：患有脑血管病、阿尔茨海默病、帕金森病、反流性食管炎等。

（3）药物因素：应用大量镇静催眠药、抗精神病药、抗癫痫药等。

（4）其他因素：进食速度快，进食时谈话、说笑、注意力不集中等。

## 二、老年人噎食/误吸的风险评估

通过判断老年人的吞咽功能可评估其噎食/误吸的风险，常用的吞咽功能评估方法为洼田饮水试验（见表 2-10）。具体操作如下：让老年人端坐，喝下 30 mL 温开水，观察其所需时间及呛咳情况。需要注意的是，该评估方法仅适用于意识清醒并能按照指令进行操作的老年人。

表 2-10　洼田饮水试验

| 风险级别 | 吞咽功能判断 | 评估标准 |
| --- | --- | --- |
| 无风险 | 吞咽功能正常 | 5 s 内能顺利地一次性将水咽下 |
| 低风险 | 可疑吞咽功能正常 | 5 s 以上，能顺利地一次性将水咽下 |
| | | 分 2 次以上将水咽下，不呛咳 |
| 中风险 | 吞咽功能异常 | 能一次性将水咽下，但有呛咳 |
| | | 分 2 次以上将水咽下，但有呛咳 |
| 高风险 | 吞咽功能极度异常 | 频繁呛咳，不能将水全部咽下 |

## 三、老年人噎食/误吸的表现

噎食的老年人常表现为无法说话、呼吸困难、口唇和颜面青紫、不自主地用手按住颈部或胸前。

误吸的老年人多表现为突然剧烈呛咳、气急，继而喉鸣、吸气时呼吸困难、声音嘶哑，严重者可出现口唇和颜面青紫。

## 四、老年人噎食/误吸的防护措施

### （一）选择合适的食物和进食方式

根据老年人的身体机能状况为其选择合适的食物和进食方式：

（1）为老年人提供小块、松软、易消化的食物，便于老年人咀嚼和吞咽，避免提供过硬、过干或黏性大的食物，如肉块、坚果、汤圆等。

（2）老年人进餐时宜采取坐位或半卧位，头部稍前倾。不能采取坐位或半卧位的老年人可采取侧卧位。

（3）根据老年人的手部协调能力等准备相应的餐具，如叉子、勺子、吸管、带把手的杯子等。

（4）对严重吞咽功能障碍、不能经口进食及意识障碍的老年人，应给予管饲喂养。

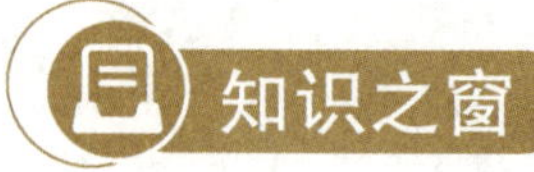


### 老年人防噎食/误吸的进食体位

（1）健康老年人：采用坐位进食，进食时双脚平稳接触地面，双膝关节屈曲 90°，躯干挺直，胃部的高度接近餐桌高度，双上肢自然放于桌面上，头前倾，如图 2-10（a）所示。

（2）坐立体位支撑困难的老年人：床头摇高至少 30°，使老年人取半坐位，头部前屈，如图 2-10（b）所示。

（3）偏瘫的老年人：能坐起者，吞咽时可将头偏向患侧进行；无法坐起者，采用健侧在下的侧卧位，利用重力作用使食团在健侧吞咽，如图 2-10（c）所示。

（4）口（舌）功能缺损、食物在口腔内停留时间长的老年人：可先仰头吞咽，减少口腔食物残留，再尽量将头前屈（做点头动作）做用力吞咽动作，以清除咽部残留物，如图 2-10（d）所示。

（5）吞咽时容易呛咳的老年人：可低头吞咽，使呼吸道入口变窄，减少误吸，如图 2-10（e）所示。

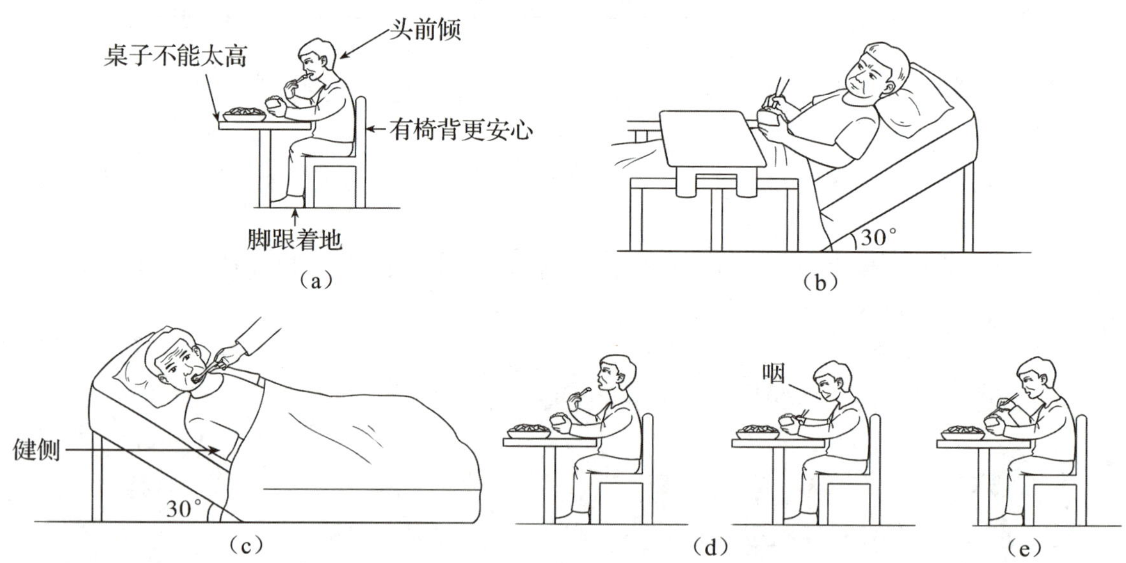


图 2-10　不同身体状况老年人的正确进食体位

## （二）营造良好的就餐环境

为老年人营造良好的就餐环境，使老年人保持情绪稳定、注意力集中，避免不良刺激或

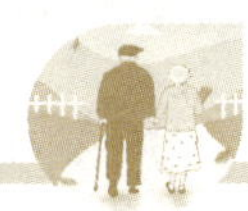

同时开展其他活动和服务等。

### （三）培养良好的就餐习惯

（1）嘱老年人吃东西时细嚼慢咽，使食物更好地被咀嚼和消化。

（2）嘱老年人用餐时避免分心，不要边吃饭边看电视或谈话等。

（3）嘱老年人进餐前先喝少量的水或汤湿润口腔，以利于食物下咽。

### （四）加强监控

（1）对暴饮暴食的老年人，适当控制其食量，让其分量、分次进食。

（2）对有噎食风险的老年人，要安排在护理员视线范围内，或由护理员帮助进食。

## 五、老年人噎食/误吸的急救措施

### （一）噎食/固体食物误吸的急救措施

#### 1．针对意识清醒老年人的急救措施

如果老年人还能咳嗽，鼓励其继续用力咳嗽，因为咳嗽是身体自然排除气道阻塞的有效方式；如果老年人经咳嗽后仍然无效，呼吸逐渐微弱，或已经出现呼吸困难，但意识尚清醒，应立即采用海姆利希手法急救，如图 2-11 所示。

海姆利希手法

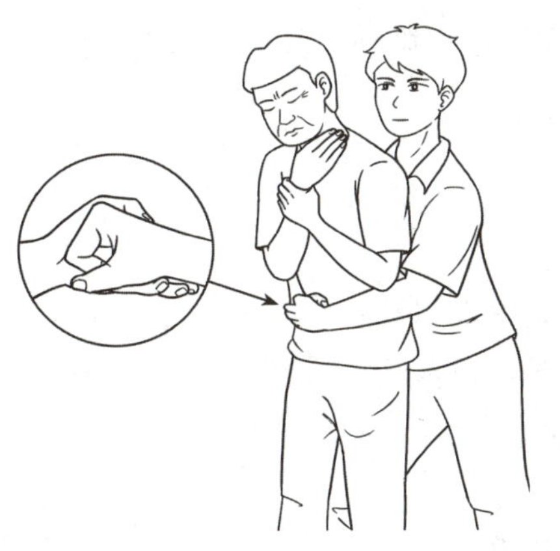

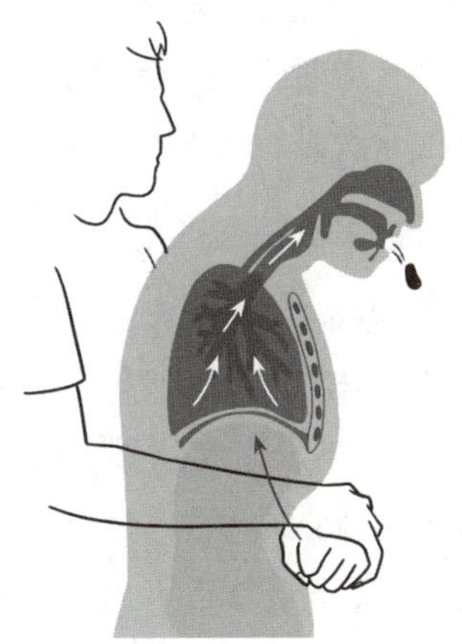

图 2-11　海姆利希手法

操作方法：① 让噎食的老年人呈站立位（或坐位），护理员站在老年人身后，一足置于老年人双足之间，双臂环抱老年人腰部，让老年人稍稍弯腰、头部前倾；② 护理员一手握拳，以拇指侧顶住老年人剑突（位于胸骨体下端的薄骨片）与脐之间的腹部，另一手紧握该拳，快速向内、向上冲击腹部，反复冲击至老年人把异物排出。

如果老年人过于肥胖，则适合采用胸部冲击法，如图 2-12 所示。

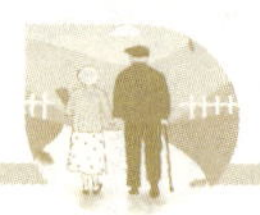



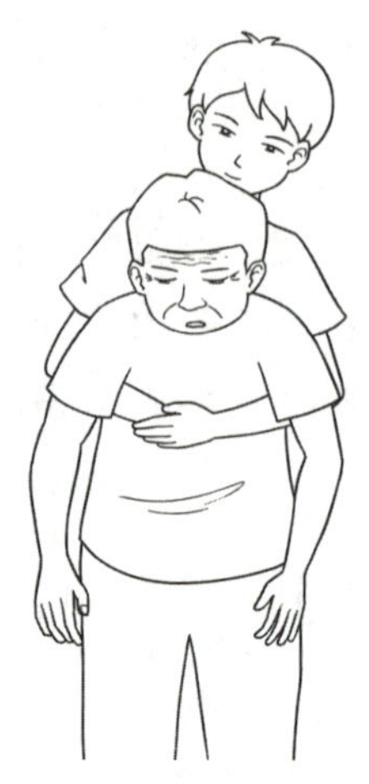

图 2-12　胸部冲击法

操作方法：① 让老年人呈站立位（或坐位），护理员站在老年人身后，一足置于老年人双足之间，双臂经老年人腋下环抱其胸部；② 护理员一手握拳，拇指侧顶住老年人胸骨中部（注意避开剑突和肋骨下缘），另一手握住拳头向后冲击，反复冲击至老年人把异物排出。

**2．针对意识不清老年人的急救措施**

如果老年人已经丧失意识，应立即实施心肺复苏。

操作方法：① 托住老年人，将其小心地放置在地上；② 实施心肺复苏。需要注意的是，在每次开放气道时，救护者都应该检查异物是否排到口腔内。若在口腔内，用手取出异物；若无，可在下次进行开放气道时进行检查。

### （二）液体食物误吸的急救措施

**1．针对有咳嗽能力老年人的急救措施**

护理员应让老年人放松，身体略前倾（减少液体进入下呼吸道的风险），指导老年人剧烈咳嗽。同时，可以轻拍老年人的背部（肩胛骨之间），帮助其咳出误吸的液体。

**2．针对没有咳嗽能力老年人的急救措施**

若老年人没有自发性咳嗽，可采用指压刺激咳嗽法，具体方法如下：将手指放在老年人胸骨上窝的中心，用指腹突然向内、向下用力按压，刺激气管引发反射性咳嗽，如图 2-13 所示。

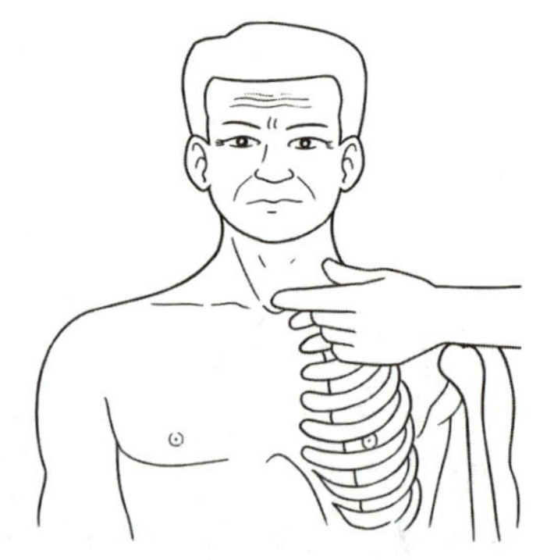

图 2-13　指压刺激咳嗽法

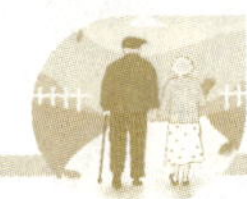

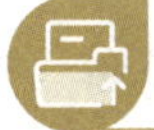

## 任务实施

### 紧急救助噎食的苗奶奶

实施步骤如下：

（1）三人一组，根据情景导入改编一份情景剧剧本。剧本内容以“小周”紧急救助“苗奶奶”为主，同时需包括“小周”对“徐女士”的宣教指导。

（2）各组根据剧本进行角色扮演，并完善表 2-11 的内容。

表 2-11　任务实施记录表

| 任务名称 | | | |
|---|---|---|---|
| 实施人 | | | |
| 任务分工 | | | |
| 任务准备<br>（材料、工具、设备等） | | | |
| 实施流程 | | | |
| 已解决问题 | 问题描述：<br><br>解决方法： | | |
| 待解决问题 | | | |

# 任务五　熟悉老年人中毒的防护与急救措施

## 情景导入

吴爷爷今年76岁，儿女均在外地，老伴儿于前年去世，平时独自一人居住。为了让吴爷爷得到更好的照顾，他的儿女为他在社区养老服务中心定制了养老服务，由护理员小于每日上门为吴爷爷打扫卫生、做饭。

这天早上，小于像往常一样按时来到吴爷爷家做早餐。正在厨房忙碌的时候，小于突然听到吴爷爷一阵阵干呕的声音，随即出去查看，只见吴爷爷额头冒汗，手捂肚子，一阵阵干呕。把吴爷爷扶到沙发上躺好后，小于开始询问吴爷爷的情况。

原来，昨晚因同小区的李奶奶临时有事需要小于帮忙，没有等吴爷爷吃完晚餐，小于便离开了。虽然小于离开前再三叮嘱吴爷爷将剩饭菜倒掉，但吴爷爷还是把它们留下了。今天早上，吴爷爷起得比较早，活动一会儿后觉得有些饿，便把昨晚的剩饭菜热了一下吃掉了。小于猜测，吴爷爷应该是没有将剩饭菜彻底加热，发生了食物中毒。

**思考：**

（1）食物中毒的表现还有哪些？

（2）小于此时应怎样做？

## 一、老年人食物中毒的防护与急救

老年人食物中毒是指食入被病毒、细菌、细菌毒素或有毒物质（有毒的动物、植物及化学物质）污染的食物引起的中毒性疾病。

### （一）老年人食物中毒的常见原因

一般来说，食入被细菌及其毒素污染的食物（肉类、鱼类、奶类、剩饭菜等）引起的食物中毒是最常见的。此外，食用被真菌及其毒素污染的食物（发霉的花生、玉米、大米、小麦、大豆、小米，黑斑甘薯等）、被有毒有害化学品（亚硝酸盐、有机磷农药、甲醇等）污染的食物、含有某种有毒成分的动物性食物（河豚、鲐鱼、织纹螺等）或植物性食物（毒蘑菇、发芽马铃薯等），也可引起食物中毒。

### （二）老年人食物中毒的表现

老年人食物中毒后，可出现恶心、呕吐、腹痛、腹泻等症状，腹泻时大便可能带血或者黏液，还可因上吐下泻出现脱水症状，如口干、眼窝下陷、皮肤弹性消失、肢体冰凉等。严重者可伴有头痛、发热、脉搏细弱、血压降低等症状，甚至出现休克、呼吸困难、昏迷，若不及时抢救，可导致死亡。

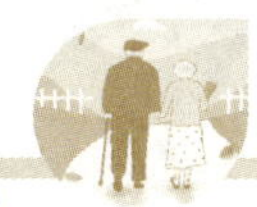

## （三）老年人食物中毒的防护措施

（1）保持厨房环境和老年人餐饮用具的清洁卫生。

（2）为老年人选择新鲜、安全的食物。例如，谨慎提供带有斑点的蔬菜、水果，严禁提供腐烂、霉变的蔬菜、水果。

（3）食物要储存在密封容器内，并标明有效期；生、熟食分开存放，新鲜食物和剩余食物不要混放；提前做好的食物和需要储存的剩余食物，需存放在高于 60℃（热藏）或低于 10℃（冷藏）的环境中。

（4）蔬菜按一洗、二浸、三焯、四炒的顺序操作处理，防止农药残留；畜禽肉类在烹调之前充分解冻。

（5）彻底加热食物，特别是肉、奶、蛋及其制品；外购熟食和冷藏食物食用前必须加热，加热时食物中心温度须达到 70℃，并至少维持 2 min；菜豆、豆浆等应烧熟、煮透。烹调后的食物应在 2 h 内食用。

（6）叮嘱老年人养成良好的个人卫生习惯，如勤洗手、不吃生食、不喝生水等。

## （四）老年人食物中毒的急救措施

### 1．了解情况

向老年人或其身边人员了解老年人发病前后的进食情况，一旦确定为食物中毒，立即进行急救。

### 2．催吐

催吐是食物中毒最主要的紧急处理办法。如果老年人吃下食物的时间不长（2 h 内），毒物还停留在胃内，可以用催吐的方法让老年人把毒物吐出，以减少毒素的吸收。常见的催吐方法有以下几种：① 用手指、汤匙柄、筷子等刺激老年人的舌根部，如果食物过于黏稠不易吐出，可先让老年人饮温开水或盐水稀释后再催吐；② 若条件允许，可让老年人饮用冷盐水（食盐 20 g 加入 200 mL 开水中冷却）、姜汁（生姜 100 g 捣碎取汁，加入 200 mL 温水中）等催吐。

### 3．解毒

如果老年人的中毒症状较轻，且神志清醒，可以让其多饮温水、葡萄糖水或稀释的果汁等，避免吃奶制品或油腻的食物。

### 4．尽快送医

若老年人经上述方法未见好转或中毒较重，应尽快将其送往医院或拨打 120 急救电话。等待救治过程中应保持周围环境安静，并注意为老年人保暖，防止受凉。

### 5．送检样本

将剩余的食物或呕吐物带到医院确认中毒的具体原因，以便于医生进行有针对性的救治。

小贴士

（1）如果老年人进食的是变质的鱼、虾、蟹等海鲜类食物，可以将 100 mL 食醋与 200 mL 水混合后，让老年人一次性服下。

（2）呕吐及腹泻有助于清除胃肠道内残留的毒素，所以老年人食物中毒早期一般不予止吐和止泻。

（3）催吐时，应让老年人保持前倾位，以防误吸造成窒息。

（4）让老年人多喝淡盐水或加糖的淡盐水，以补充丢失的水分和无机盐。

## 二、老年人一氧化碳中毒的防护与急救

一氧化碳中毒，俗称“煤气中毒”，是指含碳物质燃烧不完全产生的一氧化碳（无色、无味气体）经呼吸道过量吸入引起的中毒。

### （一）老年人一氧化碳中毒的常见原因

当出现煤气泄漏、燃气热水器漏气或者煤炉密封不严，而室内又通风不良时，容易发生一氧化碳中毒。

### （二）老年人一氧化碳中毒的表现

老年人一氧化碳中毒的表现与空气中的含氧量、一氧化碳浓度、一氧化碳暴露时间及是否有其他有毒气体（二氧化硫等）存在有关，也与老年人的身体健康状况及中毒时的身体活动情况有关。根据老年人的表现不同，可将一氧化碳中毒分为轻度中毒、中度中毒和重度中毒，如图 2-14 所示。

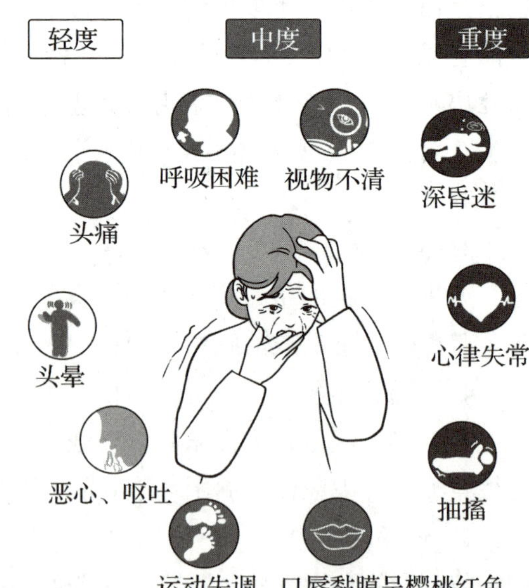

图 2-14　一氧化碳中毒的表现

**1．轻度中毒**

轻度中毒的老年人表现为头晕、头痛、恶心、呕吐、四肢无力等。此时及时脱离中毒环境，吸入新鲜空气即可缓解。

**2．中度中毒**

中度中毒的老年人除上述表现加重外，还会出现口唇黏膜呈樱桃红色、胸闷、呼吸困难、烦躁、幻觉、视物不清、运动失调、判断力下降、嗜睡、浅昏迷等。此时如能及时抢救，亦可恢复。

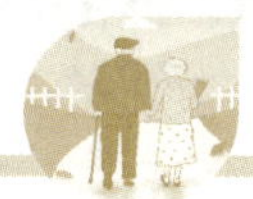

3．重度中毒

重度中毒的老年人可出现深昏迷、抽搐、呼吸抑制、肺水肿、心律失常、心力衰竭等。若不及时抢救，可危及生命。

## （三）老年人一氧化碳中毒的防护措施

（1）若条件允许，在老年人居室内安装一氧化碳报警器。

（2）定期检查燃气管道，防止管道老化、破损、锈蚀、关闭不严等。

（3）若为老年人使用燃气热水器，禁止将燃气热水器安装在洗浴间内，应将其安装在洗浴间外靠近窗户的地方。此外，叮嘱老年人洗浴时不要紧闭门窗，洗浴时间不要过长。

（4）尽量为老年人安排集中取暖，若条件不允许，必须使用煤炉等取暖时，则应将煤炉安装在通风的地方，同时要注意室内通风良好。此外，嘱老年人不要在室内烧炭，如用炭煮火锅、用炭烧烤等。

## （四）老年人一氧化碳中毒的急救措施

（1）迅速打开门窗，将老年人移出中毒现场，转移至空气新鲜、流通处。若条件允许，尽快给老年人吸氧，同时拨打急救电话。

（2）离开现场后，让老年人采取侧卧位躺下。松解老年人的衣领，检查其呼吸道是否畅通，若发现其口鼻内有分泌物和呕吐物，应立即清除。

（3）对呼吸、心跳停止的老年人，立即实施心肺复苏。

（4）对处于昏迷状态或有抽搐症状的老年人，在其头部放置冰袋，以减轻脑水肿。

（5）对中毒程度较重的老年人，急救的同时应迅速将其送往医院救治，运送过程中不可中断急救措施。

### 小贴士

（1）进入室内救助老年人前应先确定安全再进屋。如有爆炸的危险，应先避险，并拨打 110、119 报警。

（2）在有毒环境中或空气不流通的情况下，禁止使用易产生明火或电火花的设备，如蜡烛、门铃、电灯等，以防产生电火花而引起爆炸。

（3）因一氧化碳的密度比空气略小，故护理员在进入和撤离现场时，如能匍匐行动（同时用湿毛巾捂住口鼻）会更安全。

守护夕阳

### 小心，一氧化碳中毒好发于老年人，且有“假愈期”

一个多月前，独居的李大妈因做饭时忘记关火发生一氧化碳中毒，被发现时已在家中昏迷了好几个小时，在医院住了20多天才基本康复。结果，李大妈出院10天后又来到医院，原因是突然又觉得意识模糊。医生解释，一氧化碳中毒有2～60天的“假愈期”，中毒者会再次出现意识不清、模糊，这种现象被称为迟发性脑病，治疗的方式仍旧是高压氧舱治疗。有并发症的患者更容易出现这种情况。

还有一位74岁的大爷在家里烧水把壶烧化了，万幸的是，化掉的壶糊住了燃气灶，使燃气泄漏得少了一点。当老人感觉到头晕、恶心时，奋力推开了窗户透气，并马上联系儿子回来把自己送到了医院。

医生说，送到医院的一氧化碳中毒患者中，有一半是老年人。他们大多是因为忘记关火而发生一氧化碳中毒。医生提出，老人应尽量使用有熄火功能的燃气灶、带有定时器和音鸣的烧水壶，并安装燃气报警器。这些生活上的细微考虑很可能会避免巨大的安全隐患。

资料来源：常婷，《小心！一氧化碳中毒有假愈期》，《大连晚报》2020年11月10日，有改动

## 三、老年人药物中毒的防护与急救

### （一）老年人药物中毒的常见原因

**1．误服药物**

老年人误服药物的情况常见以下几种：① 有些药物的颜色和形状一样，导致老年人混淆；② 有的药物外包装丢失或药瓶标签脱落、模糊，导致老年人分辨不出药名；③ 药瓶里放进另一种药，药瓶上的标签却没有更换，导致老年人错认药物。

**2．服药剂量过大**

有些老年人治病心切，盲目增加药物剂量，结果非但疾病未痊愈，反而引起药物中毒。

**3．盲目联合用药**

有些老年人认为服药品种越多，治疗作用越大，从而盲目联合用药。其实有些药物合用确实可提高疗效，而有些药物合用不仅会降低药物的疗效，还会增加药物的毒性。

### （二）老年人药物中毒的表现

老年人常见的药物中毒有以下几种。

**1．解热镇痛药中毒**

老年人对这些药物的耐受性较差，中毒后可出现头痛、头晕、耳鸣、视力模糊、谵妄、

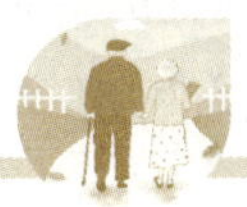

惊厥、恶心、呕吐、胃痛等症状，严重者可出现昏迷、肝功能衰竭。

**2．镇静催眠药中毒**

老年人对这些药物的敏感性较高，容易出现中毒表现，如嗜睡、昏迷、协调不良、言语不清、呼吸抑制、低血压、心动过缓、心脏停搏等。

**3．心血管药中毒**

老年人过量或错服心血管药物，可导致药物中毒，通常表现为厌食、恶心、呕吐、腹泻、心动过缓、心律失常、低血压、头痛、疲劳、视觉异常等。

**4．降糖药中毒**

老年人过量或错服降糖药，可导致药物中毒，表现为饥饿、出汗、心悸、焦虑、震颤、头痛、头晕、意识模糊、昏迷、癫痫发作等。

## （三）老年人药物中毒的防护措施

如何协助老年人口服给药

（1）对自行服药的老年人，护理员应提供相应的帮助，方便老年人按时、按量服药。例如，可为老年人列用药清单，列明药名、用法、用量、服用时间等；可将老年人需要服用的药物分装药盒，标记好用量和服用时间，并放在床头、餐桌等容易看得到的地方。

（2）对需要协助服药的老年人，应由护理员按医嘱或用药说明书发放药物。发放药物时，要严格核对药名、用法、用量、服用时间和药物有效期等。

（3）对老年人加强宣教，叮嘱老年人根据医嘱及时停药或减量，切忌随意增加药物剂量或种类。

（4）护理员应注意观察老年人用药后的反应，出现不良反应时要及时与医生沟通。

## （四）老年人药物中毒的急救措施

（1）尽快查出误服药物的名称、服用时间及剂量。若老年人误服了大量毒性较强的药物，原则上应立即将老年人送往医院救治；如果医院较远，应在呼叫救护车的同时进行现场急救。

（2）如果老年人清醒且中毒 6 h 以内，应立即为其催吐。可让老年人饮用大量温水，用手指、筷子、汤匙等刺激其咽后壁和咽弓，反射性地引起呕吐。如此反复至少 10 次，直至呕吐物澄清、无味为止。

（3）若老年人呈昏迷状态或出现抽搐、惊厥症状，或有食管静脉曲张、消化道溃疡等情况，禁用催吐，应迅速让老年人平卧、头偏向一侧，等待专业救援人员到来，其间要注意保暖，严密观察老年人的呼吸、脉搏，条件允许时还应定时测量血压的变化。

（4）为老年人实施现场急救后，应立即将其送往医院进一步救治，并将误服药物的瓶子或其他可辨识的包装及老年人的呕吐物一同带往医院，以方便医生检查。

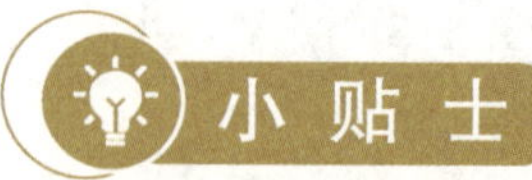

小贴士

催吐必须及早进行。若老年人药物中毒时间超过 6 h，毒物已进入肠道，催吐也就失去了意义。

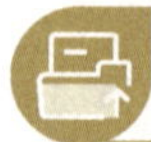

任务实施

## 为食物中毒的吴爷爷快速解毒

实施步骤如下：

（1）两人一组，根据情景导入改编一份情景剧剧本，并续写“小于”对“吴爷爷”采取的急救措施。

（2）各组根据剧本进行角色扮演，并完善表 2-12 的内容。

（3）各组角色扮演结束后，总结预防老年人食物中毒的方法。

表 2-12　任务实施记录表

<table>
<tr><td>任务名称</td><td colspan="2"></td></tr>
<tr><td>实施人</td><td></td><td></td></tr>
<tr><td>任务分工</td><td></td><td></td></tr>
<tr><td>任务准备<br>（材料、工具、设备等）</td><td colspan="2"></td></tr>
<tr><td>实施流程</td><td colspan="2"></td></tr>
<tr><td>已解决问题</td><td colspan="2">问题描述：<br><br>解决方法：</td></tr>
<tr><td>待解决问题</td><td colspan="2"></td></tr>
</table>

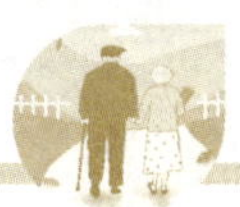

# 任务六　熟悉老年人触电的防护与急救措施

情景导入

一天早餐后，护理员小李一边为张爷爷收拾房间一边陪张爷爷聊天。看到小李忙里忙外，张爷爷提出自己先看会儿电视解闷。准备为张爷爷打开电视时，小李发现插座外壳有裂纹且有些松动，遂嘱张爷爷先不要动插座，她去找人换一个新的。等小李买完新插座并找来物业维修电工，却推门看到张爷爷倒在电视机旁。

**思考：**

（1）张爷爷可能发生了什么？

（2）小李首先应如何做？

## 一、老年人触电的常见原因

老年人触电的原因有很多种，主要包括以下几种：① 缺乏安全用电常识，违反操作规程；② 电器及线路未经定期检查维修，出现漏电；③ 意外事故触电，如雷电击中、电线断裂落在人体上等。

## 二、老年人触电的表现

（1）轻者受到惊吓，表现为局部麻木、头晕、心悸、面色苍白、四肢无力、惊恐呆滞等。

（2）重者立即出现昏迷、强直性肌肉收缩、抽搐、心跳及呼吸微弱，呈现“假死状态”，或心搏骤停、呼吸停止、出现紫癜（皮肤、黏膜出现暗紫色斑块），电击部位皮肤被电灼伤、焦化或炭化。

（3）少数老年人触电当时症状较轻，而后突然加重，出现包括心搏骤停在内的迟发性反应。

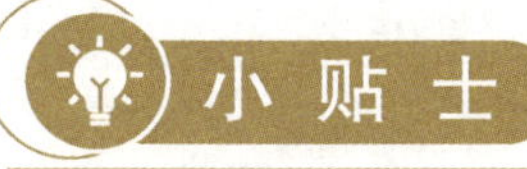


切勿把触电后的身体强直误认为“尸僵”而放弃抢救。

## 三、老年人触电的防护措施

（1）定期检查老年人日常活动区域的电线、插头、插座、电器及漏电保护器等是否有破损、老化等，发现问题及时请专业人员修复或更换。

（2）为老年人使用符合国家标准的插座，加装漏电保护装置，并安置在老年人不易接触到的位置。

（3）在浴室等潮湿的场所，加强用电安全措施，保证在任何情况下老年人都不会触及用电产品的带电部分。

（4）尽量不要让老年人使用电暖器、电磁炉、电热毯、热得快等大功率电器。

（5）嘱老年人不用手或导电物（如铁丝、钉子、别针等金属制品）接触、探测插座内部，不用湿手触摸电器，不用湿布擦拭电器，不随意拆卸、安装电线、插座、插头等，不在电线上挂晒衣物等。

（6）嘱老年人用完电器后及时拔掉插头，插拔插头时不要用力拉拽电线，以免电线的绝缘层受损造成触电。此外，由于老年人记忆力下降，容易忘记拔掉插头，护理员可设置提醒标志。

## 四、老年人触电的急救措施

### （一）脱离电源

根据老年人触电现场的情况，采用最安全、最迅速的方法帮助老年人脱离电源。具体方法有以下几种：

（1）断开电源：如电源开关箱在现场附近，立即关闭电源总开关，如图 2-15 所示。

（2）挑开电线：用干燥的木棒、竹竿等绝缘物将电线挑开，如图 2-16 所示。

（3）拉开老年人：如现场无任何可用的绝缘物，护理员可用干燥的绝缘棉衣、棉被将手包裹好，站在干燥的木板上，将老年人推开或拉开。

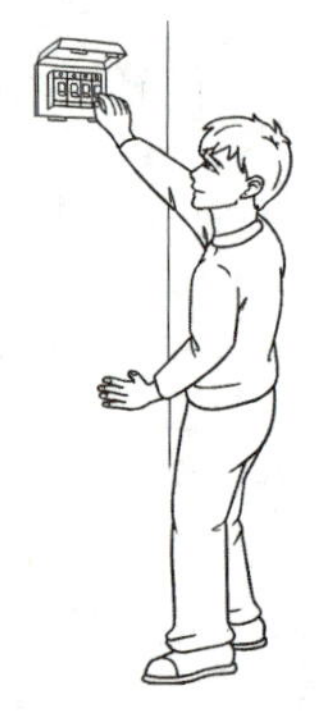

图 2-15　断开电源

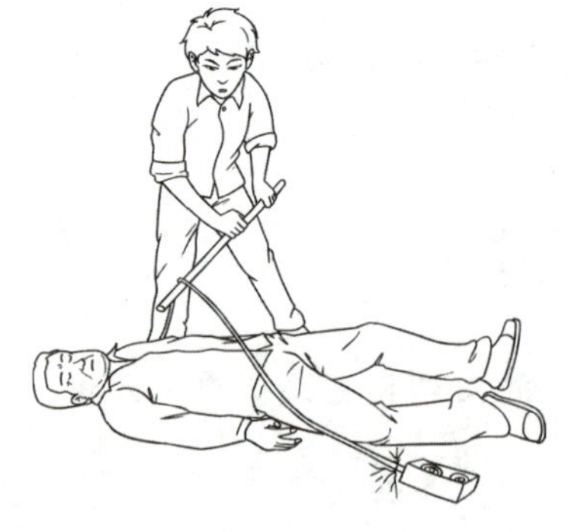

图 2-16　挑开电线

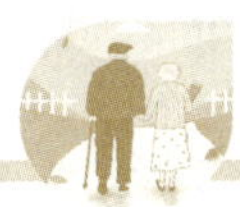

## 小贴士

在帮助老年人脱离电源的过程中，护理员应注意以下几点：

（1）保护好自身安全。护理员必须严格保持自身与老年人的绝缘，未断离电源前绝不能用手牵拉老年人。在浴室等比较潮湿的地方，护理员要穿绝缘胶鞋，或脚下垫放干燥的木板、厚塑料板等绝缘物品，以使自身与地面绝缘。

（2）避免给老年人造成其他伤害。例如，若触电者在高处发生触电，应对其采取适当的安全保护措施，以防其脱离电源后从高处坠下摔伤。

### （二）现场救护

（1）将老年人转移至空气新鲜处，解开其衣领和腰带，打开气道。

（2）若老年人有电灼伤，应用无菌纱布或干净布织物为其简单包扎伤处后再送医院救治，以防感染。

（3）若老年人触电程度较轻，可让其就地休息 1～2 h，以减轻心脏负荷，促进身体恢复；若老年人已发生呼吸、心跳停止，应立即实施心肺复苏，且在专业救援人员到达现场前不可轻易中止。

### （三）及时送医

立即拨打急救电话，条件允许时迅速将老年人送往附近医院救治。

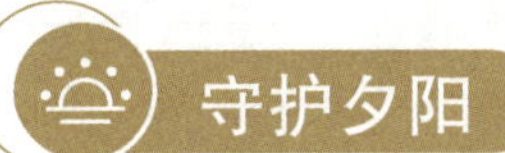

## 守护夕阳

### “电”亮老房子，畅通民心“路”

夏季来临之前，宁波市松岙镇应急消防管理所联合区供电公司小草电力志愿服务队，对辖区砖木结构房屋进行了摸排、勘查，并重点实地考察了有改造需求的特殊困难老年人的居所，为开展电气线路改造做了充足的准备。

松岙镇后山村老街的老房子多为全木或砖木结构，大部分民房电线陈旧、老化严重易跳闸，加之居住的多为老年人，存在较严重的安全隐患。小草电力志愿服务队的工程人员爬上梯子把老旧线路全部拆除、换新，并耐心地与各户老人沟通布线方式和开关安装位置。“天热了，家里用电量一大就容易跳闸，电线也老化了，现在有你们帮我们免费检修更换，我们就放心了。太感谢你们了！”村里一老人激动地说。

“我们准备在 6 月底前，完成这部分房屋的电路改造，切实保障老年人居家用电安全，为大家营造舒心的居住环境。”该镇应急消防管理所所长王浩表示。

资料来源：王巧丽，《“电”亮老房子　畅通民心“路”　松岙镇实施老旧房屋电路改造惠民工程》，宁波市奉化区人民政府官网，2023 年 6 月 2 日，有改动

## 任务实施

### 紧急解救触电的张爷爷

实施步骤如下：

（1）三人一组，根据情景导入改编一份情景剧剧本，并续写“小李”在“物业维修电工”的协助下对“张爷爷”采取的急救措施。注意：剧本内容须包含“张爷爷”轻度触电和重度触电两种情况。

（2）各组根据剧本进行角色扮演，并完善表2-13的内容。

表2-13　任务实施记录表

| 任务名称 | | | |
|---|---|---|---|
| 实施人 | | | |
| 任务分工 | | | |
| 任务准备<br>（材料、工具、设备等） | | | |
| 实施流程 | | | |
| 已解决问题 | 问题描述：<br><br>解决方法： | | |
| 待解决问题 | | | |

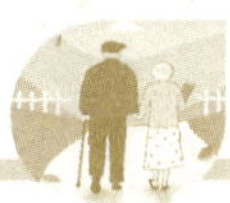

# 项目检测

## 一、单项选择题

1. 下列措施可有效预防老年人跌倒的是（　　）。
   A. 摆放带轮、方便移动的家具
   B. 穿宽松的长裤
   C. 在浴室安装扶手
   D. 限制日常活动范围
2. 为了减少老年人夜间坠床的风险，护理员应为老年人（　　）。
   A. 使用较软的床垫
   B. 在床边放置夜灯
   C. 使用约束带
   D. 服用催眠药物保证睡眠
3. 老年人烫伤后，护理员应立即（　　）。
   A. 脱去老年人的衣物
   B. 直接用冰块冷敷伤处
   C. 用流动的凉水冲洗伤处
   D. 包扎伤处
4. 当老年人发生触电时，护理员应首先（　　）。
   A. 用手拉老年人离开
   B. 关闭电源
   C. 拨打 120 急救电话
   D. 实施心肺复苏
5. 老年人因噎食而呼吸困难时，正确的急救方法是（　　）。
   A. 让老年人立即平躺
   B. 让老年人大量饮水
   C. 执行胸部冲击法
   D. 鼓励老年人用力咳嗽
6. 如果老年人因误吸异物而出现呛咳，护理员应立即（　　）。
   A. 让老年人平躺
   B. 用力拍打老年人的背部
   C. 让老年人喝水冲下异物
   D. 让老年人放松，身体略前倾，并指导其剧烈咳嗽

7．老年人跌倒后，护理员首先应该（　　）。

A．帮助老年人站起来

B．检查老年人是否有骨折或其他严重损伤

C．将老年人移至安全处

D．按摩伤处以缓解疼痛

## 二、填空题

1．为预防老年人坠床，可以在床边安装________，并确保床边有足够的照明。

2．老年人若发生烫伤，应立即用冷水冲洗伤口，持续_______。

3．当老年人发生触电时，护理员首先应_______。

4．如果老年人发生噎食，首先应尝试让老年人自行_______。如果不成功，则采用_______进行急救；如果老年人体型过于肥胖，则需要采用_______进行急救。

## 三、简答题

1．简述老年人跌倒的急救措施。

2．简述老年人烫伤的急救措施。

3．简述老年人食物中毒的急救措施。

4．简述老年人触电的急救措施。

5．简述海姆利希手法的操作方法。

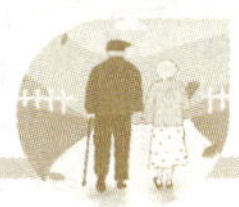

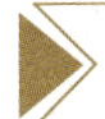

## 项目评价

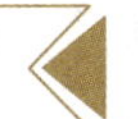

教师综合学生的项目学习情况，根据表 2-14 的评价标准，对学生进行学习成果评价，并将评价结果填入表 2-14 中。

表 2-14　学习成果评价表

<table>
<tr><td>班级</td><td></td><td>组号</td><td></td><td>日期</td><td></td></tr>
<tr><td>姓名</td><td></td><td>学号</td><td></td><td>主讲教师</td><td></td></tr>
<tr><td>项目名称</td><td colspan="5">老年人常见意外伤害的防护与急救措施</td></tr>
<tr><td>评价项目</td><td colspan="3">评价内容</td><td>满分</td><td>师评</td></tr>
<tr><td rowspan="6">知识</td><td colspan="3">熟悉老年人跌倒的原因、风险评估方法和防护措施，掌握老年人跌倒的急救措施</td><td>10</td><td></td></tr>
<tr><td colspan="3">熟悉老年人坠床的原因、风险评估方法和防护措施，掌握老年人坠床的急救措施</td><td>10</td><td></td></tr>
<tr><td colspan="3">熟悉老年人烫伤的原因、烫伤程度评估方法和防护措施，掌握老年人烫伤的急救措施</td><td>10</td><td></td></tr>
<tr><td colspan="3">熟悉老年人噎食/误吸的原因、风险评估方法、表现和防护措施，掌握老年人噎食/误吸的急救措施</td><td>10</td><td></td></tr>
<tr><td colspan="3">熟悉老年人食物中毒、一氧化碳中毒、药物中毒的原因、表现、防护措施和急救措施</td><td>5</td><td></td></tr>
<tr><td colspan="3">熟悉老年人触电的原因、表现、防护措施和急救措施</td><td>5</td><td></td></tr>
<tr><td rowspan="2">技能</td><td colspan="3">能够正确评估老年人常见意外伤害的风险，并据此积极采取有效的防护措施</td><td>15</td><td></td></tr>
<tr><td colspan="3">能够快速识别、科学处置老年人常见的意外伤害</td><td>15</td><td></td></tr>
<tr><td rowspan="4">素质</td><td colspan="3">对本项目内容兴趣浓厚，能够积极思考，主动学习</td><td>5</td><td></td></tr>
<tr><td colspan="3">树立安全理念，坚守养老服务安全底线，培养为老年人的人身安全保驾护航的意识</td><td>5</td><td></td></tr>
<tr><td colspan="3">积极推动老年人安全防护知识普及，提升老年人的安全意识</td><td>5</td><td></td></tr>
<tr><td colspan="3">具有团队精神，积极参与任务，与小组成员配合良好</td><td>5</td><td></td></tr>
<tr><td colspan="4">合计</td><td>100</td><td></td></tr>
<tr><td>自我评价</td><td colspan="5"></td></tr>
<tr><td>教师评价</td><td colspan="5"></td></tr>
</table>

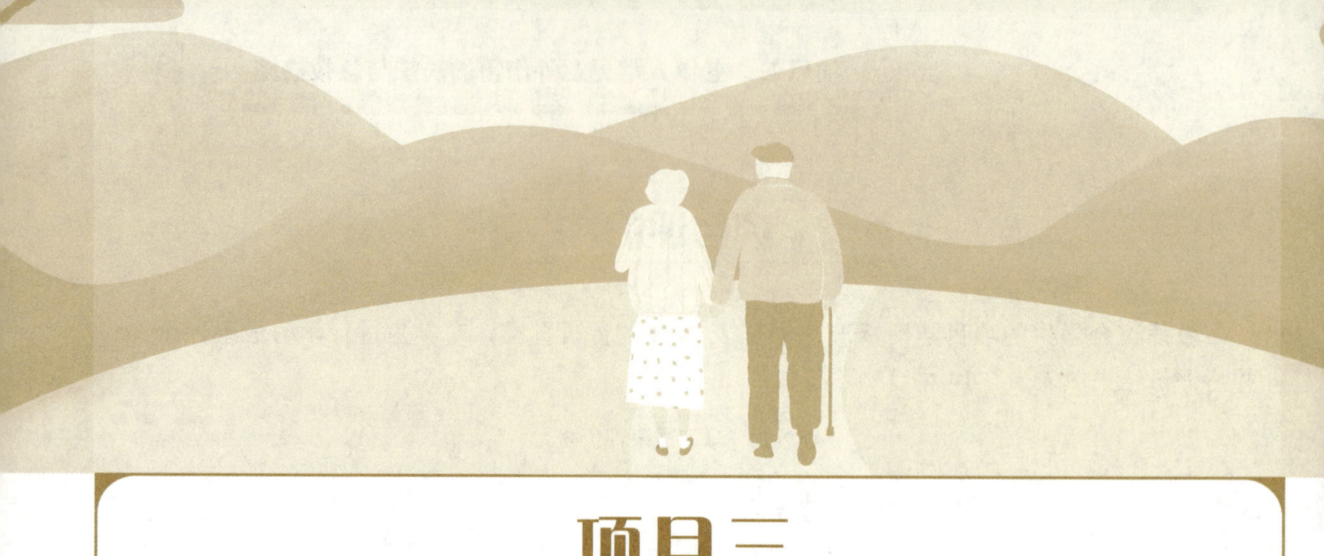

# 项目三 老年人常见急症的防护与急救措施

## 项目引言

随着年龄的增长，老年人的器官呈现不同程度的衰退，机体的应激反应能力降低，容易发生急症，包括突然发生的疾病和自身慢性病的骤然转剧，如休克、昏迷、脑卒中、急性心肌梗死、心绞痛、急腹症等。老年人一旦发生急症，往往病情进展迅速、恶化快，且老年人往往多种疾病并存、发病症状不典型、容易发生多器官功能衰竭等，因此急症会导致较高的致残率、致死率。

护理员应了解老年人常见急症的原因，熟悉常见急症的表现和防护措施，掌握相应的急救措施，以积极预防老年人急症的发生，并在老年人发生急症时能够及时发现、正确识别、有效急救，为老年人的生命健康保驾护航。

## 知识目标

- 了解老年人各种急症的常见原因。
- 熟悉老年人各种急症的表现和防护措施。
- 掌握老年人休克、昏迷、脑卒中、急性冠脉综合征的急救措施。
- 熟悉老年人中暑、高血压急症、急腹症、低血糖症的急救措施。

## 技能目标

- 能够积极采取有效措施，预防老年人急症的发生。
- 能够对老年人常见急症快速识别并科学处置。

## 素质目标

- 主动学习急救知识和技能，致力提升老年人的健康意识，为老年人的生命健康保驾护航。
- 培养尊老敬老的品质，对老年人保持敬重之心、倾注关爱之情、多做务实之事。

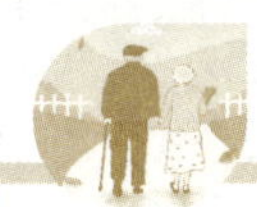

# 任务一　掌握老年人休克的防护与急救措施

情景导入

在一个明媚的上午，钱爷爷和朋友们在养老院的庭院里散步。走着走着，钱爷爷的朋友们发现他的脸色有些苍白，步伐也有些踉跄，便关切地询问他的情况。要强的钱爷爷表示自己没事，忍着不舒服继续同朋友们说笑着。

突然，钱爷爷又踉跄了一下，差点跌倒，他的朋友们赶紧扶他坐下，并立即打电话求助。护理员小郑接到电话后立即赶来，只见钱爷爷脸色苍白如纸、呼吸加快，手也变得冰凉。

**思考：**

（1）钱爷爷可能发生了何种情况？

（2）小郑该如何正确急救？

休克是一种由有效循环血量锐减、全身微循环障碍引起的重要生命器官（脑、心、肺、肾、肝）严重缺血、缺氧的综合征。

## 一、老年人休克的常见原因

老年人休克的类型有很多种，每种类型的发生原因不同，常见的类型包括以下几种。

### （一）心源性休克

心源性休克是指由心脏泵血功能减弱引起的休克。常见的原因包括心肌梗死、心力衰竭、严重的心律失常等。

### （二）低血容量性休克

低血容量性休克是指由血液或体液大量丧失引起的休克。常见的原因包括严重的失血（如胃肠道出血、外伤性出血）、脱水（如呕吐、腹泻导致的严重脱水）等。

### （三）感染性休克

感染性休克是指由病原体感染及其毒素作用引起的休克。常见的原因包括肺炎、尿路感染、腹腔感染等。

### （四）过敏性休克

过敏性休克是指由机体接触过敏物质引起的休克。常见的原因包括药物过敏、食物过敏、昆虫叮咬过敏等。

### （五）神经源性休克

神经源性休克是指由神经系统损伤或功能紊乱引起的休克。常见的原因包括脊髓损伤、严重的疼痛、情绪应激等。

## 二、老年人休克的表现

### （一）休克早期的表现

休克早期的老年人表现为精神紧张或烦躁不安、面色苍白、手足湿冷、心跳加速、呼吸变快、尿量减少等，如图 3-1 所示。此时若能处理得当，休克常能较快纠正，否则病情继续发展，将会进入休克期。

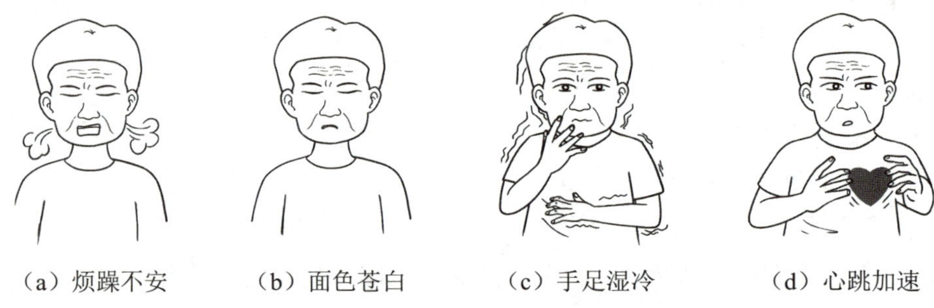

（a）烦躁不安　（b）面色苍白　（c）手足湿冷　（d）心跳加速

图 3-1　休克早期的主要表现

### （二）休克期的表现

休克期的老年人多表现为神情淡漠、反应迟钝，甚至出现意识模糊或昏迷、出冷汗、口唇和甲床紫、脉搏细速、血压下降等，如图 3-2 所示。严重者全身皮肤明显青紫，四肢湿冷，脉搏摸不到，血压测不出，少尿甚至无尿。

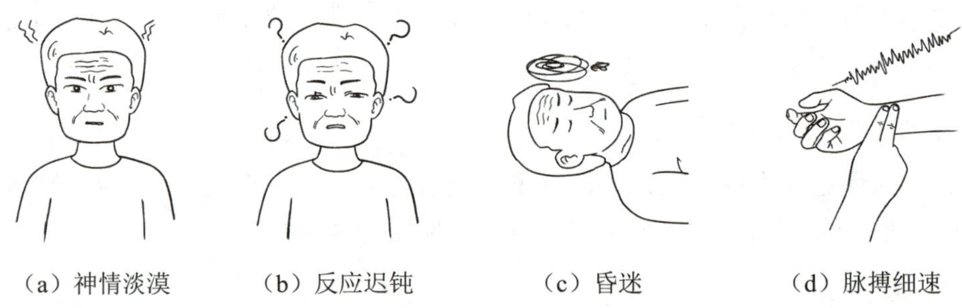

（a）神情淡漠　（b）反应迟钝　（c）昏迷　（d）脉搏细速

图 3-2　休克期的主要表现

## 三、老年人休克的防护措施

### （一）注意日常健康管理

（1）确保老年人定期进行健康检查，以便早期发现和管理潜在的健康问题。

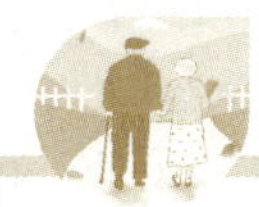

（2）确保老年人营养均衡、足够，避免提供高脂、高盐和高糖的食物。

（3）确保老年人每天摄入足够的水分，尤其是在炎热天气或身体活动较多时，防止脱水。

### （二）做好慢性病管理

对有高血压、心脏病和糖尿病的老年人，嘱其遵医嘱按时服药，定期监测血压和血糖。对有哮喘、慢性阻塞性肺病（可发展为肺源性心脏病）等慢性病的老年人，应嘱其遵医嘱妥善管理病情、定期复诊。

### （三）积极预防感染

确保老年人接种流感疫苗、肺炎疫苗等，以预防严重感染。嘱老年人勤洗手，避免与患有传染病的人密切接触。

### （四）做好药物管理

嘱老年人遵医嘱正确服用处方药和非处方药，避免自行停药或更改剂量。此外，护理员应关注老年人的药物过敏史，并注意观察老年人用药后的反应。

### （五）确保居住环境安全

（1）在家中安装扶手、防滑垫等，确保室内外地面平整，避免老年人跌倒受伤。

（2）在极冷或极热的天气中，做好保暖或降温措施，避免老年人长时间暴露在极端温度下。

## 四、老年人休克的急救措施

（1）对呼吸、心跳停止的老年人，立即实施心肺复苏；对有外伤出血的老年人，按外伤处理方法进行急救。

（2）保持老年人周围环境安静，不要随意搬动老年人。一般为老年人取中凹卧位，即头胸部与下肢稍予抬高，如图 3-3 所示；对休克严重的老年人，应将其头部放低，脚稍予抬高，以利于静脉血回流，保证脑供血，如图 3-4 所示；对因呼吸困难不能平卧的老年人，可根据情况让其取半卧位或端坐位，以利于呼吸，如图 3-5 所示。

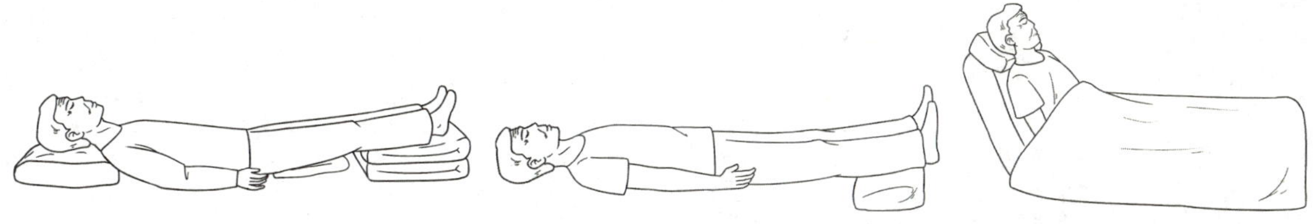

图 3-3　中凹卧位　　图 3-4　头低脚高卧位　　图 3-5　半卧位

（3）松解老年人的领带、衣扣和腰带，及时清除其口腔内的呕吐物、分泌物或异物，保持呼吸道通畅，并将其头偏向一侧，以防误吸。

（4）对低体温的老年人，应注意保暖；对高热的老年人，应给予适当的降温，以物理降温为宜。

（5）若条件允许，可给予吸氧。

（6）不要喂食、喂水，以防误入呼吸道引起窒息。

（7）立即拨打急救电话呼叫救护车。如果距离医院较近，可在现场实施急救后立即将老年人送至医院救治，运送途中应使老年人身体保持平稳。

（8）注意监测老年人的呼吸、脉搏、体温等生命体征及尿量情况。

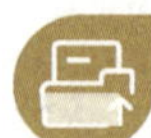

## 任务实施

### 沉着冷静，拯救休克的钱爷爷

实施步骤如下：

（1）三人一组，根据情景导入改编一份情景剧剧本，并续写“小郑”对“钱爷爷”采取的急救措施（一人扮演钱爷爷的朋友，协助“小郑”进行急救）。

（2）各组根据剧本进行角色扮演，并完善表 3-1 的内容。

表 3-1　任务实施记录表

<table>
<tr><td>任务名称</td><td colspan="3"></td></tr>
<tr><td>实施人</td><td></td><td></td><td></td></tr>
<tr><td>任务分工</td><td></td><td></td><td></td></tr>
<tr><td>任务准备<br>（材料、工具、设备等）</td><td colspan="3"></td></tr>
<tr><td>实施流程</td><td colspan="3"></td></tr>
<tr><td>已解决问题</td><td colspan="3">问题描述：<br><br>解决方法：</td></tr>
<tr><td>待解决问题</td><td colspan="3"></td></tr>
</table>

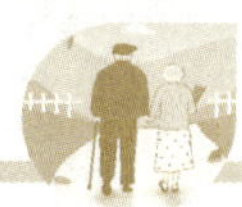

# 任务二　掌握老年人昏迷的防护与急救措施

情景导入

一早起床后，李爷爷便独自一人来到公园散步。走完大半个公园，李爷爷觉得有些累，便在湖边的长椅上坐下来休息。十几分钟后，李爷爷准备起身继续散步，却突然感到一阵眩晕，眼前一黑就重重地摔倒在地。

公园里的人很快围了过来，大家议论纷纷，却不知该如何应对。正在不远处锻炼的护理员小张看到这一幕后立即赶了过来，只见李爷爷双眼紧闭、对身边的嘈杂声毫无反应。小张进一步查看，发现李爷爷呼吸、心跳尚都正常。

**思考：**

（1）李爷爷发生了何种情况？

（2）小张接下来应如何做？

昏迷是指意识丧失、对外界刺激不发生反应、不能被唤醒的严重的意识障碍。老年人昏迷往往是疾病严重的表现，可危及生命。

## 一、老年人昏迷的常见原因

### （一）脑血管问题

脑血管被血栓或脂质斑块堵塞，可导致血流中断，从而使脑组织缺血坏死，引起意识丧失。脑血管破裂出血，可压迫脑组织，引起严重的脑功能障碍，甚至昏迷。

### （二）心血管问题

（1）心肌梗死：心脏冠状动脉被血栓堵塞，可导致心肌缺血坏死，心脏泵血功能急剧下降，从而造成脑部供血不足，引起昏迷。

（2）心律失常：心房颤动、心室颤动等可导致心脏泵血效率低下，从而使脑部供血不足，引起昏迷。

（3）心力衰竭：心脏无法有效泵血可导致全身器官缺氧，尤其是大脑，大脑缺氧严重就会引起昏迷。

### （三）神经系统问题

（1）阿尔茨海默病：患有晚期阿尔茨海默病的老年人可能会出现严重的脑功能衰退，甚至昏迷。

（2）帕金森病：患有晚期帕金森病的老年人可能因药物作用或病情进展出现严重的意

识障碍，甚至昏迷。

### （四）代谢问题

（1）糖尿病：患有糖尿病的老年人若过量使用胰岛素或降糖药物，或不及时进食等，会导致血糖骤降，使脑细胞能量不足，从而引起昏迷；若不按时、不足量使用胰岛素或降糖药物，或不控制饮食等，会导致血糖过高，使体内酸碱平衡紊乱，严重时可引发昏迷。

（2）肝功能衰竭：可导致毒素（如氨）在体内积累影响脑功能，严重时可引发昏迷。

（3）肾功能衰竭：可导致肾脏无法有效清除体内废物和毒素，严重时可引发昏迷。

（4）甲状腺功能减退：可导致甲状腺激素分泌不足，机体代谢率降低，从而引起意识模糊，严重时可引发昏迷。

### （五）感染问题

（1）脑膜炎：脑膜受到感染可引起脑压升高，导致脑功能障碍，从而引发昏迷。

（2）其他感染：老年人发生感染容易迅速蔓延，引起严重的全身炎症反应，导致器官功能衰竭，包括脑功能受损，从而引发昏迷。

### （六）药物问题

老年人机体代谢功能差，若不严格遵医嘱用药，容易出现药物过量或药物相互作用引起的中毒反应，严重时可出现昏迷。

### （七）严重脱水和营养不良

（1）严重脱水：体液丢失过多可导致血容量减少，脑供血不足，从而引发昏迷。

（2）营养不良：长期营养摄入不足可导致电解质和能量供应不足，影响脑功能，从而引发昏迷。

## 二、老年人昏迷的表现

昏迷可分为浅昏迷、中昏迷和深昏迷，不同程度昏迷的表现有所不同，如表 3-2 所示。

**表 3-2　浅昏迷、中昏迷和深昏迷的主要表现**

| 程度 | 主要表现 | | |
|---|---|---|---|
| | 对周围事物和刺激的反应 | 生理反射 | 生命体征变化 |
| 浅昏迷 | 随意运动丧失，对周围事物和声音、强光等刺激无反应，仅对强烈的疼痛刺激有简单的肢体防御性运动和呻吟，伴痛苦表情 | 吞咽反射、咳嗽反射、角膜反射（角膜对接触产生的眼睑闭合反应）、瞳孔对光反射等均存在 | 无明显变化 |
| 中昏迷 | 对周围事物及各种刺激全无反应，对剧烈的疼痛刺激有防御反射 | 吞咽反射、咳嗽反射、瞳孔对光反射迟钝，角膜反射减弱 | 轻度变化 |
| 深昏迷 | 全身肌肉松弛，对周围事物和各种刺激全无反应 | 对各种刺激均无反应，一般的生理反射甚至病理反射均消失 | 明显改变，出现呼吸不规律、血压下降、大小便失禁等 |

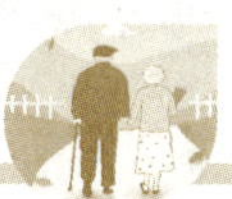

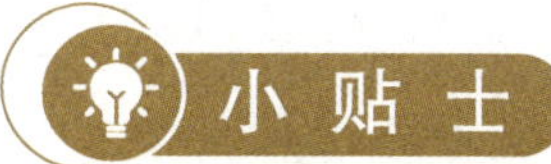


快速判断昏迷的方法：首先确认老年人还有呼吸，其次给予老年人一定的刺激，如掐其上臂上方，如果老年人对刺激没有反应，就可考虑其发生了昏迷。

## 三、老年人昏迷的防护措施

（1）定期体检：定期带老年人做全面体检，及时发现和治疗老年人潜在的健康问题，如高血压、糖尿病和心血管疾病等。

（2）健康饮食：嘱老年人保证饮食均衡，避免摄入高盐、高脂和高糖食物。

（3）适量运动：老年人应保持适量的运动，以预防骨质疏松和其他慢性疾病。

（4）药物管理：嘱老年人严格遵医嘱服药，避免服药过量。

（5）环境安全：确保老年人的生活环境安全，防止跌倒、滑倒等意外发生。在老年人住处安装防滑垫、扶手等设施。

## 四、老年人昏迷的急救措施

（1）保持周围环境安静，避免不必要的搬动，尤其要避免头部震动。

（2）协助老年人采取稳定侧卧位（见图3-6），松解其过紧的衣领和腰带，清除其口腔内的呕吐物、分泌物及异物（如假牙）。注意：不要喂食、喂水，以防误入呼吸道引起窒息。

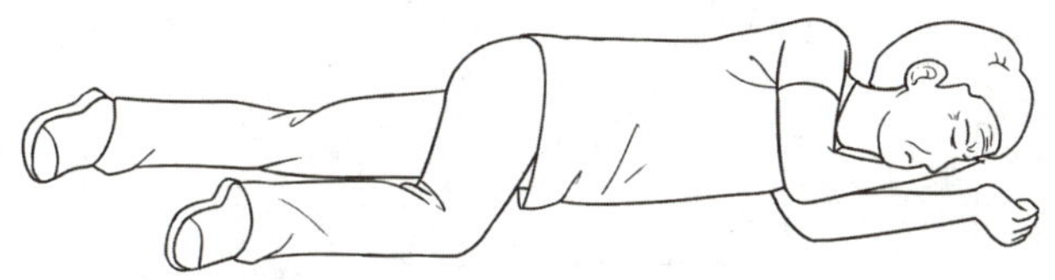

图3-6　稳定侧卧位

（3）对呼吸、心跳停止的老年人，立即进行心肺复苏。

（4）对有外伤的老年人，可按外伤处理方法进行急救。

（5）立即拨打急救电话呼叫救护车。如果距离医院较近，可在现场实施急救后立即将老年人送至医院救治，注意运送途中使老年人的身体保持平稳。

（6）密切观察老年人的病情，注意观察和监测其神志、呼吸、脉搏等生命体征。

（7）若条件允许，可给予吸氧。

（8）注意保暖，防止受凉。

## 任务实施

### 紧急救护昏迷的李爷爷

实施步骤如下：

（1）两人一组，根据情景导入改编一份情景剧剧本，并续写“小张”对“李爷爷”采取的急救措施。

（2）各组根据剧本进行角色扮演，并完善表 3-3 的内容。

表 3-3　任务实施记录表

| 任务名称 | | |
|---|---|---|
| 实施人 | | |
| 任务分工 | | |
| 任务准备<br>（材料、工具、设备等） | | |
| 实施流程 | | |
| 已解决问题 | 问题描述：<br><br>解决方法： | |
| 待解决问题 | | |

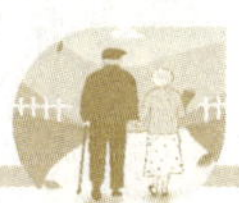

# 任务三　掌握老年人脑卒中的防护与急救措施

## 情景导入

74岁的韩爷爷虽然一直以来精神矍铄，但有高血压且身材肥胖、不爱活动，他的家人一直很担心他的健康。考虑到自己工作忙，没有时间更好地照顾韩爷爷，韩爷爷的儿女特意聘请了护理员小陈照护韩爷爷的日常生活起居。

这天，小陈正在客厅的沙发上陪韩爷爷聊天。聊着聊着，小陈觉得韩爷爷口角有些歪斜，说话也有些口齿不清，遂询问韩爷爷有无不适。韩爷爷自述左侧身体有些无力。小陈立马意识到问题的严重性，猜测韩爷爷可能发生了脑卒中。

**思考：**

（1）韩爷爷的脑卒中可能是如何导致的？

（2）小陈此时应如何做？

脑卒中俗称“中风”，是指脑部某个区域内病损的血管突然堵塞或破裂造成的脑血液循环障碍和脑功能障碍。脑卒中对老年人的生活质量乃至生命危害极大。

## 一、老年人脑卒中的常见原因

脑卒中可分为缺血性脑卒中（脑梗死等）和出血性脑卒中（脑出血等）两类，如图3-7所示。

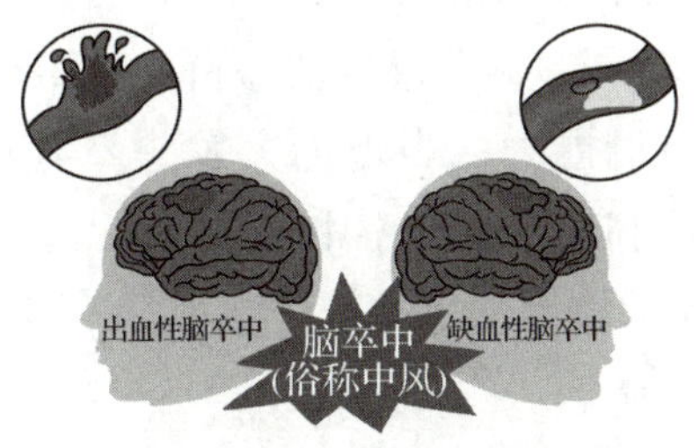


图3-7　脑卒中的种类

脑梗死最常见的原因是脑动脉粥样硬化，其次为脑动脉炎、高血压、糖尿病和血脂异常等；脑出血大多由高血压合并动脉粥样硬化导致，在情绪激动、精神紧张、剧烈活动、用力过度、咳嗽、排便等情况下易发生，寒冷或气温骤变时节也易发生。

脑卒中的危险因素分为不可干预因素与可干预因素两种。不可干预因素包括年龄、性别、遗传因素等，可干预因素包括高血压、糖尿病、高血脂、心脏病、长期熬夜、吸烟、酗酒、超重、缺乏运动、压力过大、不合理膳食、药物滥用等，如图 3-8 所示。

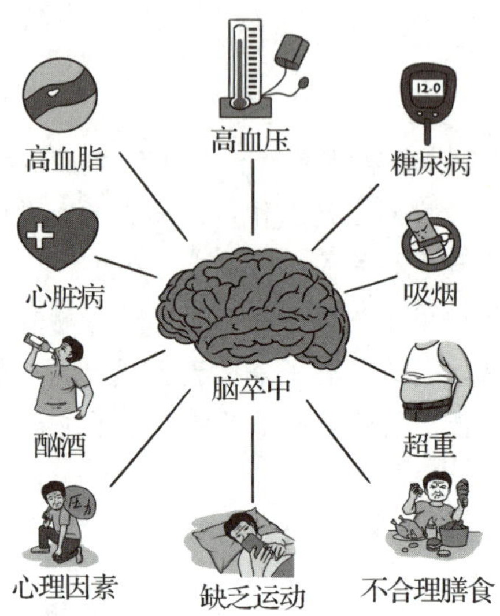


图 3-8　脑卒中的可干预危险因素

## 二、老年人脑卒中的表现

（1）突发单侧肢体无力或麻木：一侧手臂或腿突然失去力量或感觉，是脑卒中的典型表现。

（2）面部不对称或下垂：通常表现为一侧脸部下垂或口角歪斜，笑容不对称。

（3）言语困难：说话含糊不清、无法表达或理解语言是脑卒中的常见表现。

（4）视力障碍：表现为一眼或双眼突然视力下降、视野缺损，甚至短暂失明。

（5）头晕、失去平衡或协调能力：表现为突发头晕、行走困难、失去平衡或协调能力。尤其是伴随其他表现时，应高度怀疑脑卒中。

（6）剧烈头痛：突然出现的剧烈的头痛。尤其是没有明显原因的头痛，可能是脑卒中的预警信号，特别是出血性脑卒中。

（7）意识改变：表现为突然意识模糊或丧失。

（8）恶心和呕吐：伴随头晕、头痛等表现出现的恶心和呕吐，也是脑卒中的表现之一。

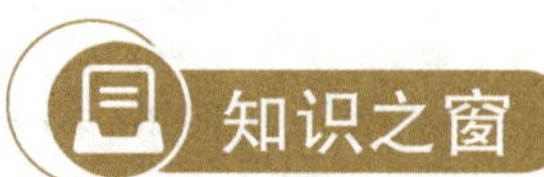


### 利用“BE FAST 口诀”快速识别脑卒中

2021 年 7 月，中国卒中学会正式发布了识别卒中早期症状的“BE FAST 口诀”（见

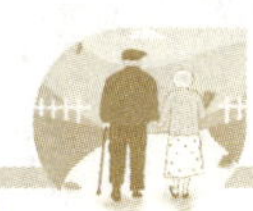

图 3-9），前 5 个字母各代表一个早期症状，最后 1 个字母是提醒一旦发现卒中症状，就要马上拨打急救电话，立刻就医：

B（balance，平衡）：平衡或协调能力丧失，突然出现行走困难。

E（eyes，眼睛）：突发视力变化，视物困难。

F（face，面部）：面部不对称，口角歪斜。

A（arms，手臂）：手臂突发无力感或麻木感，通常出现在身体一侧。

S（speech，语言）：说话含混，不能理解别人的语言。

T（time，时间）：上述症状提示可能出现卒中，请勿等待症状自行消失，应立即拨打 120 急救电话获得医疗救助。

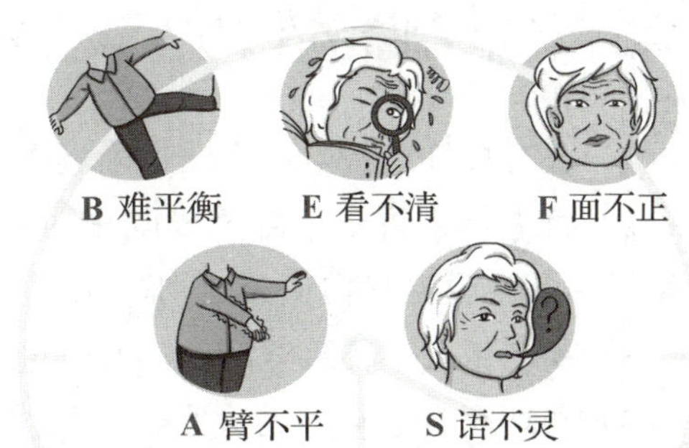


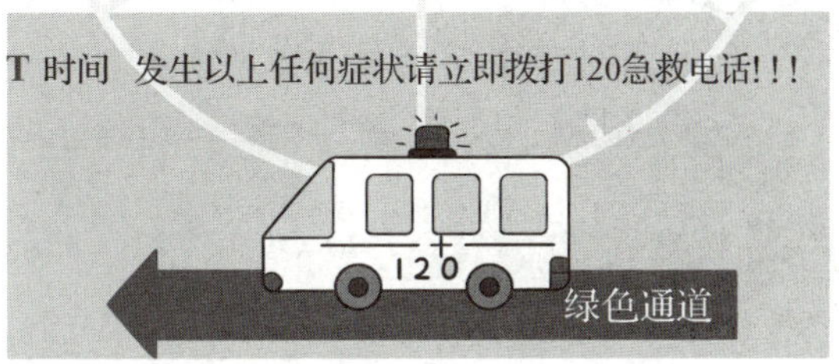


图 3-9　脑卒中“BE FAST 口诀”快速识别法

## 三、老年人脑卒中的防护措施

脑卒中的三级预防

（1）控制血压：定期监测老年人的血压，保持老年人的血压在正常范围内。

（2）健康饮食：多为老年人提供新鲜水果和蔬菜、全谷物、低脂乳制品等，控制老年人对糖、脂肪和盐的摄入量，以防增加便秘、高血压、糖尿病等的风险。

（3）保持体重：避免老年人肥胖，以免增加高血压、糖尿病和高胆固醇等的风险。

（4）戒烟限酒：对吸烟的老年人，须督促其戒烟；对饮酒的老年人，要注意控制其饮酒量。

（5）加强锻炼：应每周组织老年人进行至少 150 min 中等强度的有氧运动，如慢走、游泳、打太极等；同时可适当加强力量训练，保持肌肉的力量和灵活性。

（6）保持心理健康：嘱老年人避免过度压力，保持心情愉快，可通过增加社交活动、培养兴趣爱好等减少孤独感和忧郁情绪。

（7）减少跌倒风险：确保老年人的居住环境安全，减少其跌倒的风险，如安装防滑垫和扶手、保持居室内无障碍物等。

## 四、老年人脑卒中的急救措施

（1）及时拨打急救电话，或送附近医院救治。

（2）将老年人置于平卧位（脑出血者的头部可稍垫高），松解其衣领，将其头部偏向一侧，以防其误吸呕吐物和分泌物，同时注意及时清除呕吐物和分泌物，保持呼吸道通畅。

（3）嘱老年人不要随意活动，并尽量减少对老年人不必要的搬动。

（4）密切观察老年人的呼吸、脉搏等生命体征的变化，如出现心跳、呼吸停止，应立即进行心肺复苏。

（5）暂时禁止老年人进食及饮水。

（6）保持通风，若条件允许，可给予吸氧。

## 任务实施

### 临危不乱，沉着救助韩爷爷

实施步骤如下：

（1）两人一组，根据情景导入改编一份情景剧剧本，并续写“小陈”对“韩爷爷”采取的急救措施。

（2）各组根据剧本进行角色扮演，并完善表 3-4 的内容。

表 3-4　任务实施记录表

| 任务名称 | | |
|---|---|---|
| 实施人 | | |
| 任务分工 | | |
| 任务准备<br>（材料、工具、设备等） | | |
| 实施流程 | | |
| 已解决问题 | 问题描述：<br><br>解决方法： | |
| 待解决问题 | | |

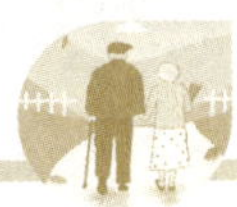

# 任务四　掌握老年人急性冠脉综合征的防护与急救措施

## 情景导入

张爷爷今年75岁，因子女不在身边，入住于当地一家养老院。一天午后，张爷爷像往常一样在院子里散步。突然，张爷爷感到胸口剧痛，冷汗直冒。他意识到自己可能是心脏出了问题，但疼痛让他难以呼吸，更无法呼喊求救。他跌坐在地上，疼痛感越来越强烈。

就在这时，护理员小李正好路过。她看到张爷爷的异常情况，立刻跑了过来。受过专业培训的小李看到张爷爷的情况，意识到他可能是心脏病发作，立刻开始实施抢救。

**思考：**

（1）小李该如何抢救张爷爷？

（2）张爷爷日后该如何预防再次发生这种情况？

急性冠脉综合征是指由急性心肌缺血引起的临床综合征，主要包括不稳定型心绞痛和急性心肌梗死。

心绞痛是指因冠状动脉供血不足，心肌发生急剧的、暂时的缺血与缺氧所引起的临床综合征。不稳定型心绞痛是介于稳定型心绞痛与急性心肌梗死之间的一种急性冠脉综合征。

急性心肌梗死是指冠状动脉紧急闭塞、血流中断，导致的严重而持久的心肌坏死。急性心肌梗死可并发心律失常、休克或心力衰竭，常危及生命，有可能导致猝死。

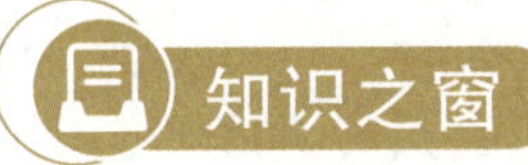

## 知识之窗

### 心绞痛的分类

**1. 劳力性心绞痛**

劳力性心绞痛是由运动、情绪激动或其他增加心肌需氧量的情况所诱发的短暂胸痛发作，休息或舌下含服硝酸甘油后，疼痛常可迅速消失。劳力性心绞痛又可分为以下三类：

（1）初发型心绞痛：心绞痛病程在一个月以内。

（2）稳定型心绞痛：心绞痛病程稳定在一个月以上。

（3）恶化型心绞痛：同等程度劳累所诱发的胸痛发作次数、严重程度及持续时间突然加重。

**2. 自发性心绞痛**

自发性心绞痛的特征是胸痛发作与心肌需氧量的增加无明显关系。与劳力性心绞痛

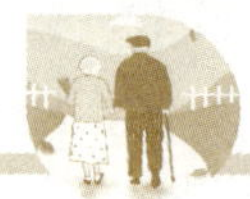



相比，这种疼痛一般持续时间较长，病情较重，且不易被硝酸甘油缓解。

初发型心绞痛、恶化型心绞痛和自发性心绞痛常统称不稳定型心绞痛。

## 一、老年人急性冠脉综合征的常见原因

### （一）疾病因素

**1．动脉粥样硬化**

动脉粥样硬化是急性冠脉综合征的主要原因。随着年龄增长，动脉管壁逐渐积聚脂肪、胆固醇和其他物质，形成斑块。这些斑块可以导致动脉狭窄，限制血液流向心脏。当斑块破裂时，可以形成血栓，完全阻塞血流，引发急性冠脉综合征。

**2．高血压**

长期的高血压会增加动脉管壁的压力，导致动脉内壁受损，加速动脉粥样硬化的进程。同时，高血压也会增加心脏负担，使心肌缺血的风险增加。

**3．高胆固醇血症**

高胆固醇血症，特别是低密度脂蛋白胆固醇的升高，会促进动脉粥样硬化的形成，从而增加急性冠脉综合征的风险。

**4．糖尿病**

患有糖尿病的老年人血糖控制不良，会加速动脉粥样硬化的发生，并增加心血管事件的风险。此外，糖尿病还会影响血管内皮功能，进一步加剧心血管疾病的进展。

### （二）生活习惯因素

**1．吸烟**

吸烟是导致动脉粥样硬化和冠心病的重要因素，烟草中的有害物质会损伤动脉内壁，促进斑块形成和血栓生成。

**2．肥胖和缺乏运动**

肥胖和体力活动不足会增加高血压、高胆固醇血症和糖尿病的风险，这些都是急性冠脉综合征的危险因素。此外，肥胖还会直接增加心脏负担，使心肌缺血的风险增加。

**3．不健康的饮食习惯**

高脂、高盐、高糖的饮食习惯会导致高胆固醇血症、高血压和肥胖，从而增加动脉粥样硬化和急性冠脉综合征的风险。

### （三）其他因素

**1．心理因素**

长期的心理压力和情绪波动可以通过升高血压、加快心率，诱发心脏事件。此外，急性情绪刺激（如极度愤怒或悲伤）也可触发急性冠脉综合征。

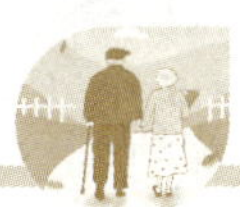

2. 遗传因素

如果家族中有早发心血管疾病史，个体发生急性冠脉综合征的风险也会增加。此外，遗传因素可以影响胆固醇代谢、血压调节等多个方面。

## 二、老年人急性冠脉综合征的表现

### （一）前驱表现

约半数老年人在发病前有乏力、胸部不适，活动时心悸、气急、烦躁等表现。

### （二）发作时的表现

（1）胸痛：表现为胸前区压榨性疼痛，可向左肩、背、颈、下颌放射，呈间断性或持续性发作，如图 3-10 所示。心绞痛持续时间短，一般每次为 1～5 min；心肌梗死持续时间长，一般为数小时甚至 1～2 天，且痛感更剧烈。

（2）胸闷：表现为憋闷或胸部压迫感，严重时可导致呼吸困难或呼吸急促。

（3）其他表现：可伴有出汗、恶心、呕吐、面色苍白、口唇紫、恐惧和濒死感等表现。严重者还会有休克的表现，如血压下降、皮肤湿冷、脉搏细速、尿量减少等。

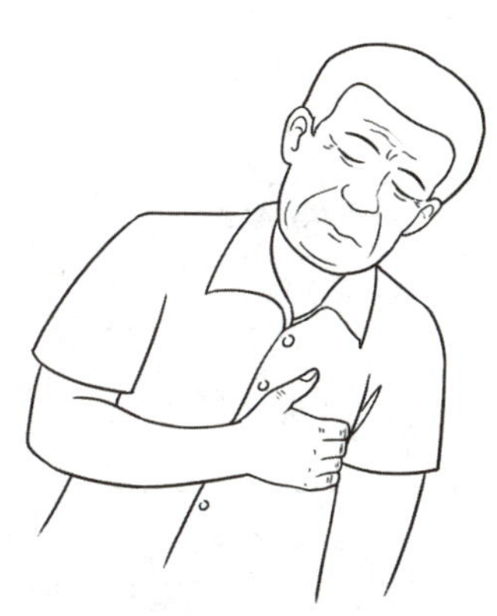

图 3-10　胸痛的表现

## 三、老年人急性冠脉综合征的防护措施

老年人急性冠脉综合征的防护措施与脑卒中类似，可参考任务三的相关内容。

## 四、老年人急性冠脉综合征的急救措施

（1）立即帮助老年人原地静卧休息，并解开老年人的衣领和腰带。注意：禁止老年人用力和进行任何体力活动。

（2）稳定老年人的情绪，避免其再受刺激。

（3）若条件允许，可让发生心绞痛的老年人舌下含服硝酸甘油，疑似发生急性心肌梗死的老年人嚼服阿司匹林（对阿司匹林过敏，或有消化道出血、脑出血病史的老年人不能服用）。

（4）立即拨打急救电话，经医生指导稳定病情达到转运条件后，尽快将老年人送往医院。

（5）密切观察老年人的病情，若出现心跳、呼吸停止，应立即进行心肺复苏，并尽早使用 AED。

（6）若条件允许，可让老年人吸氧。

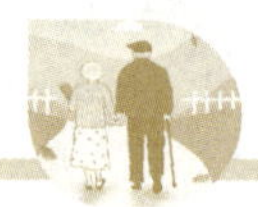

任务实施

## 争分夺秒，积极抢救张爷爷

实施步骤如下：

（1）两人一组，根据情景导入改编一份情景剧剧本，并续写“小李”对“张爷爷”采取的急救措施。注意：施救前应口述急性冠脉综合征的前驱表现和发作表现，并分析张爷爷的疾病类型。

（2）各组根据剧本进行角色扮演，并完善表 3-5 的内容。

**表 3-5　任务实施记录表**

<table>
<tr><td>任务名称</td><td colspan="2"></td></tr>
<tr><td>实施人</td><td></td><td></td></tr>
<tr><td>任务分工</td><td></td><td></td></tr>
<tr><td>任务准备<br>（材料、工具、设备等）</td><td colspan="2"></td></tr>
<tr><td>实施流程</td><td colspan="2"></td></tr>
<tr><td>已解决问题</td><td colspan="2">问题描述：<br><br>解决方法：</td></tr>
<tr><td>待解决问题</td><td colspan="2"></td></tr>
</table>

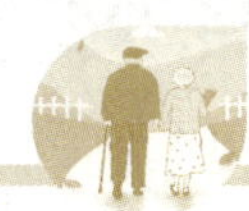

# 任务五　熟悉老年人中暑的防护与急救措施

## 情景导入

养老院组织了一次爬山活动，75 岁的孙爷爷也加入了这次活动，他一直热爱户外运动，尤其是爬山。快到中午的时候，太阳愈加炙热，大家决定在半山腰的一片阴凉处休息片刻。老人们三五成群地坐在一起，喝着水，聊着天，享受难得的宁静时光。

然而，孙爷爷却不甘心就此停下。他抬头看了看不远处的山顶，心里涌起一股斗志。他趁护理员们没注意，招呼了几个同样精力满满的老朋友，说道："咱们继续往上爬，山顶的风景一定更美！"几位老人互相看了看，虽然有些犹豫，但也不甘示弱，于是跟着孙爷爷继续向山顶进发。随着时间的推移，气温越来越高，汗水顺着他们的脸颊流下来，但他们依然咬牙坚持。不久，孙爷爷突然感觉头晕目眩，脚步踉跄，随即重重地倒在了地上。其他老人见状，惊慌失措地呼喊起来。这时，正在寻找孙爷爷一行人的护理员小薛刚好寻至此处，听到呼喊声迅速赶了过来。

**思考：**

（1）孙爷爷可能发生了何种情况？

（2）此时，小薛应如何做？

中暑是指人体在高温和热辐射的长时间作用下，因身体的体温调节功能障碍而出现的水、电解质代谢紊乱及神经系统功能损害。中暑是一种可威胁生命的急症，若未给予及时处理，可能引起抽搐、永久性脑损害、肾脏衰竭，甚至死亡。

## 一、老年人中暑的常见原因

（1）随着年龄增长，老年人的身体对温度的调节能力下降，更容易受到高温的影响。

（2）一些慢性疾病，如心血管疾病、糖尿病等，可能会影响身体对热的敏感度和调节能力，增加中暑的风险。

（3）一些药物，如利尿剂、抗组胺药等，可能会影响机体调节体温的能力，增加中暑的风险。

（4）暴露在高温、高湿的环境中，如炎热的夏季在户外活动，会使老年人更容易中暑。

（5）老年人通常比年轻人更容易脱水，而脱水会降低身体对热的耐受力，增加中暑的风险。

（6）一些行动不便或不能自理的老年人可能无法及时避开高温环境，增加中暑的风险。

（7）焦虑、抑郁等心理因素可能会影响老年人对热的感知和应对能力，增加中暑的风险。

## 二、老年人中暑的表现

根据轻重程度，中暑可分为以下三种。

### （一）先兆中暑

先兆中暑的老年人表现为口渴、乏力、多汗、头晕、耳鸣、头痛、胸闷、心悸、恶心、注意力不集中等，体温正常或略升高，一般不超过 38℃。

### （二）轻症中暑

除先兆中暑表现外，轻症中暑的老年人还有面色潮红、大量出汗、皮肤灼热等表现，或面色苍白、皮肤湿冷、脉搏增快等虚脱表现，体温升至 38℃以上。

### （三）重症中暑

除轻症中暑的表现外，重症中暑的老年人还有痉挛、惊厥、昏迷等神经系统表现，或高热、休克等表现。重症中暑又可分为热痉挛、热衰竭、日射病和热射病四种类型，如表 3-6 所示。

表 3-6　热痉挛、热衰竭、日射病和热射病的区别

| 类型 | 表现 |
| --- | --- |
| 热痉挛 | 体温无明显升高，四肢无力，出现短暂、间歇发作的肌肉痉挛 |
| 热衰竭 | 最常见的类型。体温轻度升高，头痛、头晕、面色苍白、胸闷、多汗、疲乏、无力、恶心、呕吐、呼吸增快、晕厥或意识障碍等 |
| 日射病 | 开始时会有剧烈头痛，伴有恶心呕吐、烦躁不安，继而可出现昏迷及抽搐 |
| 热射病 | 最严重的类型。体温迅速升高，在 40℃以上。典型表现为高热、无汗和意识障碍，伴有皮肤干燥、灼热、昏迷、抽搐、呼吸急促等表现，严重者出现休克、多器官功能衰竭，甚至死亡 |

## 三、老年人中暑的防护措施

预防中暑“三要三不要”

（1）确保老年人的住所保持凉爽，可以使用空调或风扇来调节室内温度。

（2）尽量避免老年人在中午和下午的炎热时段外出，尤其是当气温高于 30℃时。如果必须外出，尽量选择阴凉的地方，并穿戴遮阳帽和太阳镜。

（3）老年人不容易感到口渴，护理员要定时提醒老年人喝水。同时，避免老年人饮用含咖啡因或乙醇的饮料，这些饮料可能会加速老年人脱水。

（4）在炎热的天气里，轻便、透气的衣服可帮助身体散热，浅色衣服可以减少热量吸收，因此，尽量为老年人选择轻薄透气、浅色的衣服。

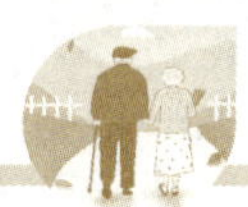

（5）定期监测老年人的体温，特别是在炎热天气下。如果发现老年人的体温升高或出现中暑症状，应立即采取措施，如降低体温、补充水分、及时送医等。

（6）定期带老年人进行体检，确保他们的健康状况良好，并检查是否有与中暑相关的潜在风险因素，如心血管疾病、药物副作用等。

## 四、老年人中暑的急救措施

### （一）脱离高温环境

迅速将中暑的老年人转移至通风良好的阴凉处或 20～25℃的房间内平卧休息，并为老年人松解或脱去外衣。

### （二）迅速降温

用冷水浸湿的毛巾冷敷中暑老年人的头部，或在老年人的颈部、腋下、腹股沟等大血管走行处放置冰袋或用毛巾包裹的冰块，或用冷水反复擦拭老年人全身，也可用扇子、电风扇或空调帮助降温，以体温降至 38℃以下为宜。

### （三）补充液体

如果中暑的老年人神志清楚，无恶心、呕吐，可让其口服含盐的清凉饮料或淡盐水。轻度中暑的老年人可口服人丹、十滴水等药品。

### （四）及时送医

一般先兆中暑和轻症中暑的老年人经现场救护后均可恢复正常，但对于疑似为重症中暑的老年人或经适当处理无好转者，应注意保持其呼吸道畅通，在救护的同时拨打急救电话，或迅速送往附近医院救治。

## 任务实施

### 科学处理中暑，助孙爷爷转危为安

实施步骤如下：

（1）三人一组，根据情景导入改编一份情景剧剧本，并续写“小薛”对“孙爷爷”采取的急救措施（一人扮演孙爷爷的同伴，协助“小薛”进行急救）。

（2）各组根据剧本进行角色扮演，并完善表 3-7 的内容。

（3）各组角色扮演结束后，总结预防老年人中暑的方法。

表 3-7　任务实施记录表

| 任务名称 | | | |
|---|---|---|---|
| 实施人 | | | |
| 任务分工 | | | |
| 任务准备<br>（材料、工具、设备等） | | | |
| 实施流程 | | | |
| 已解决问题 | 问题描述：<br><br>解决方法： | | |
| 待解决问题 | | | |

## 任务六　熟悉老年人高血压急症的防护与急救措施

### 情景导入

李爷爷今年 72 岁，因饮食不节制、用药不规律，多年来一直受到高血压的困扰。不过，自从住进养老院，他的血压一直控制得不错。

前几天，李爷爷的女儿从外地回来看他，特意接他回家住了几天。这天傍晚，刚返回养老院的李爷爷正在院子里和朋友们下棋，忽然感到头晕目眩、视物模糊，他试图站起来，却感觉双腿发软，无法保持平衡。想到这几天没有按时吃药，李爷爷意识到自己的高血压可能又发作了，赶紧让身边的人去寻人帮忙。

护理员小张和小王接到消息后立马赶到，看到李爷爷摇摇晃晃、脸色苍白、呼吸急促，迅速将李爷爷扶到旁边的长椅上坐下。

**思考：**

（1）李爷爷的这一情况可能是怎样导致的？

（2）小张和小王接下来应如何做？

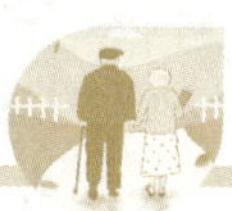

高血压急症是指血压突然和显著升高，同时伴有进行性心、脑、肾等靶器官功能不全的表现，具体表现为恶性高血压、高血压脑病、高血压血栓性微血管病，以及严重血压升高伴脑卒中、急性冠脉综合征、心源性肺水肿等，如图 3-11 所示。

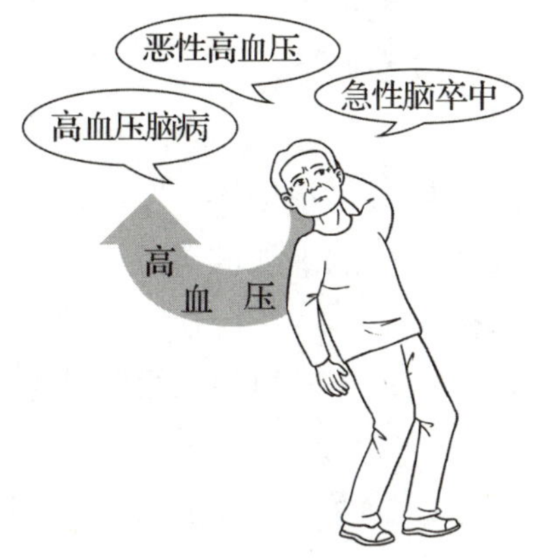


图 3-11　高血压急症

## 一、老年人高血压急症的常见原因

### （一）高血压长期未控制

如果高血压长期未能得到有效控制，血压持续升高，会导致血管硬化、弹性减弱，增加高血压急症的风险。

### （二）药物依从性差

老年人有时会因为记忆力下降、经济条件差或担忧药物副作用而不按医嘱服药，这会导致血压波动，增加高血压急症的风险。

### （三）情绪波动和精神压力

突发的情绪波动，如愤怒、焦虑、恐惧或重大生活事件的刺激，可能导致血压突然升高，诱发高血压急症。

### （四）摄盐量过高

高盐饮食会导致体内水钠潴留，增加血容量，从而引起血压升高，特别是本身已有高血压的老年人，容易发生高血压急症。

### （五）肥胖和代谢综合征

肥胖和伴随的代谢综合征（如糖尿病、高脂血症等）会增加高血压急症的风险，因为脂肪组织分泌的多种物质可以影响血管功能和血压调节。

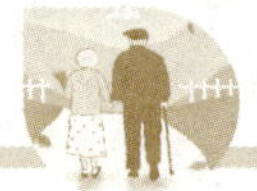



### （六）吸烟和饮酒

长期吸烟和过量饮酒会损害血管内皮功能，导致血压升高。此外，饮酒后血压短时间内急剧升高，也可能引发高血压急症。

## 二、老年人高血压急症的表现

### （一）头部症状

（1）头痛：剧烈的头痛，尤其是突然出现的头痛，是高血压急症的常见症状。头痛多位于后脑勺，有时会扩散到整个头部。

（2）头晕：老年人在高血压急症发作时可能会感觉头晕目眩，甚至出现站立不稳或晕倒的情况。

（3）意识障碍：在极端情况下，急性高血压会导致脑部血液供应不足，老年人可能会出现意识模糊、嗜睡、反应迟钝，甚至昏迷。

（4）神经系统症状：高血压急症会导致脑血管紧张或受损，老年人可能会出现突然的肢体无力或麻木、语言障碍、行走困难等中风样症状。

### （二）心肺症状

（1）心跳异常：老年人可能会出现心跳加速、心律不齐等。

（2）胸痛：严重的高血压急症可能会导致心脏负担过重，引起胸痛。胸痛通常是压榨性或刺痛性的，可能向左臂、肩膀、颈部或下巴放射。

（3）呼吸困难：高血压急症会导致心脏和肺部负担增加，老年人可能会感到呼吸急促、喘不过气来。

### （三）其他症状

（1）视力下降：血压急剧升高会导致视网膜血管受损，老年人可能会出现视力下降、视物不清，甚至暂时性失明。

（2）鼻出血：高血压急剧升高会导致鼻腔小血管破裂，引发鼻出血，尤其是在血压难以控制的情况下。

（3）胃肠道症状：由于高血压对胃肠道功能有一定的影响，老年人可能会感到恶心，甚至呕吐。

（4）烦躁和焦虑：由于身体的不适和疼痛，老年人可能会变得异常烦躁、焦虑不安。

## 三、老年人高血压急症的防护措施

### （一）定期监测血压

护理员应定期为老年人测量血压并记录，以便医生参考。同时，老年人也应定期到医院

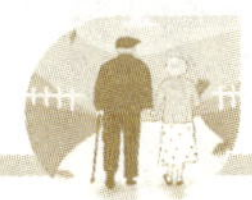

进行全面检查，确保血压处于控制范围内。

### （二）按时服药

如果老年人患有高血压病，护理员应叮嘱其严格按照医生的处方服用降压药物，避免自行增减药物剂量。此外，要定期复诊，让医生及时评估药物疗效和调整治疗方案。

### （三）健康饮食

护理员要控制老年人盐的摄入量，每天摄入盐量不超过 5 g；多为老年人提供水果、蔬菜、全谷物和低脂乳制品；保证老年人每日摄入足够的水分，但避免过量。

### （四）适量运动

护理员应每天组织老年人进行至少 30 min 的中等强度的有氧运动，如慢走、游泳等，但要避免过度劳累。

## 四、老年人高血压急症的急救措施

（1）协助老年人立即躺平休息，安抚其紧张、焦虑的情绪。

（2）将老年人的头部抬高，注意不要随意搬动老年人，并尽量避光。

（3）立即为老年人服用日常疗效较佳的降压药，并拨打急救电话求助。

（4）注意保暖，若条件允许，可给予氧气吸入。

（5）尽快将老年人送至医院救治。

**小贴士**

（1）降压不宜过快、过低，以最大限度地避免或减轻对心、脑、肾等靶器官的损害。

（2）如果老年人服用降压药后，血压仍未降低，要及时带其去医院救治。

（3）如果老年人的呼吸道分泌物较多，需要及时清理，保持其呼吸道畅通。

**任务实施**

### 紧急施救，助李爷爷脱离危险

实施步骤如下：

（1）三人一组，根据情景导入改编一份情景剧剧本，并续写“小张”和“小王”对“李爷爷”采取的急救措施。同时，“小张”和“小王”还需要为“李爷爷”指出今后生活中需要注意的地方。

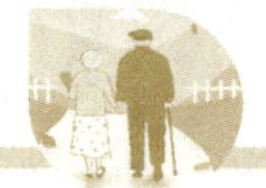



（2）各组根据剧本进行角色扮演，并完善表 3-8 的内容。

表 3-8　任务实施记录表

| 任务名称 | | | |
|---|---|---|---|
| 实施人 | | | |
| 任务分工 | | | |
| 任务准备<br>（材料、工具、设备等） | | | |
| 实施流程 | | | |
| 已解决问题 | 问题描述：<br><br>解决方法： | | |
| 待解决问题 | | | |

## 任务七　熟悉老年人急腹症的防护与急救措施

### 情景导入

72 岁的王爷爷住在当地一家设施齐全、护理周到的养老院，除在一年前体检出有胆囊结石外，身体并无其他不适。

一天午餐后，王爷爷感到右上腹有些不舒服，以为是消化不良，于是决定稍作休息。然而，半小时后，疼痛逐渐加剧，从隐隐作痛变成了阵发性剧烈绞痛，王爷爷意识到情况不妙，立马按响了床头的紧急呼叫器。

护理员小刘听到呼叫后，立马赶到王爷爷的房间，只见王爷爷痛苦地蜷缩在床上，额头直冒冷汗。

**思考：**

（1）王爷爷的腹痛可能是如何引发的？

（2）小刘该为王爷爷采取哪些急救措施？

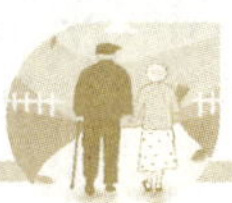

急腹症是指以急性腹痛为突出表现的急性腹腔内脏病变，是老年急症常见的情况之一。本病病因复杂，症状表现不一，而且病情可能在短时间内急剧变化，甚至危及生命。

## 一、老年人急腹症的常见原因

### （一）急性胆囊炎

（1）胆囊结石：是老年人急性胆囊炎的常见原因。胆囊结石阻塞胆囊管道，会引起胆囊炎。

（2）胆囊功能下降：随着年龄的增长，胆囊的功能可能会下降，导致胆汁淤积，引发胆囊炎。

### （二）急性胰腺炎

长期大量饮酒是急性胰腺炎的常见原因。

### （三）急性肠梗阻

（1）肠粘连：若老年人做过腹部手术，常会发生肠粘连，从而引起肠梗阻。

（2）肿瘤：肠道肿瘤或其他腹部肿瘤压迫肠道，会导致肠梗阻。

（3）疝气：腹股沟疝、股疝等疝气可能导致肠道受压或扭曲，从而引发肠梗阻。

### （四）胃肠道穿孔

（1）胃溃疡：长期胃溃疡可能引起胃壁穿孔，使胃内容物进入腹腔引发炎症。

（2）肠道憩室病：肠道憩室炎症或感染可能会导致肠道穿孔，使肠内容物进入腹腔引发炎症。

### （五）急性阑尾炎

虽然急性阑尾炎在老年人中不如年轻人常见，但依然可能发生，尤其是阑尾管道受阻或感染时。

### （六）腹主动脉瘤破裂

腹主动脉瘤破裂是老年人急腹症的致命原因之一，常伴随剧烈腹痛和休克症状。

### （七）急性肠系膜缺血

如果老年人肠系膜上动脉发生栓塞，肠道血供会中断，引发剧烈腹痛。

### （八）胃肠道感染

细菌感染可导致胃肠道出现严重的炎症，表现为腹痛、腹泻等急腹症状。

## 二、老年人急腹症的表现

腹痛是急腹症最典型的表现，但不同原因引起的急腹症的腹痛特点有所不同。除此之外，往往还伴有恶心、呕吐等消化系统症状，部分老年人还会有发热等全身表现，如图 3-12 所示。

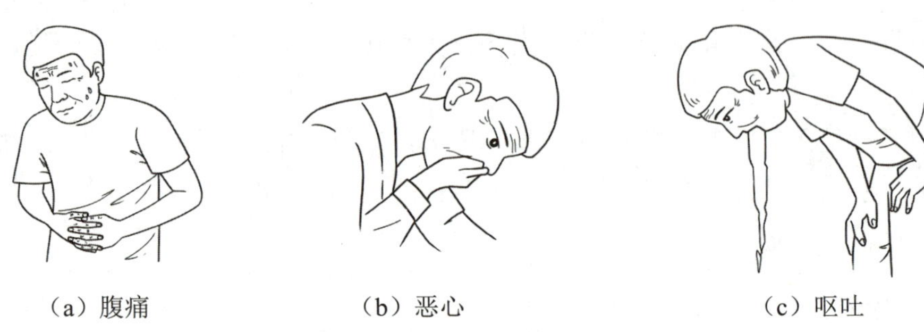

（a）腹痛　（b）恶心　（c）呕吐

图 3-12　急腹症的主要表现

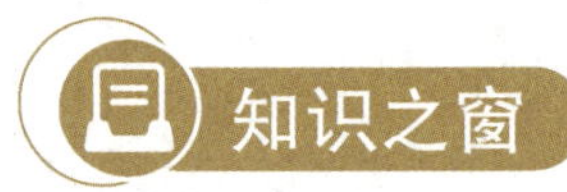


### 急腹症的不同表现及其意义

正确分析急腹症的表现对鉴别老年人的病情甚为重要：

（1）持续寒战、高热、恶心、呕吐、右上腹痛或皮肤巩膜黄染（皮肤或眼白发黄），警惕急性胆囊炎的可能。

（2）突发转移性右下腹痛伴发热，警惕急性阑尾炎的可能。

（3）暴饮暴食或酗酒后，突发上腹部持续性剧烈疼痛，并伴发热、呕吐，警惕急性胰腺炎的可能。

（4）突发明显腹胀或腹痛、呕吐、停止排气和排便，警惕急性肠梗阻的可能。

（5）突发严重腹部绞痛，伴恶心、呕吐、腹泻、发热，且有不洁饮食史，警惕急性胃肠炎的可能。

## 三、老年人急腹症的防护措施

### （一）养成良好的生活习惯

（1）健康饮食：护理员应多为老年人提供水果、蔬菜、全谷物、低脂乳制品和瘦肉；避免提供高脂、高糖和高盐食物，以及剩菜、剩饭和不新鲜的食材；尽量不提供辛辣刺激性食物；避免老年人暴饮暴食，定时、定量为其提供饮食。

（2）规律作息：保持规律作息，避免熬夜，保证充足的睡眠；每天进行适度的有氧运

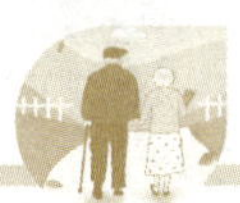

动，如慢走、游泳等，促进消化和血液循环。

（3）戒烟限酒：减少或避免烟草和乙醇对消化系统的损害。

### （二）保持良好的身体状况

（1）定期体检：护理员应定期协助老年人进行胃肠镜检查等，早期发现并治疗胃肠道疾病，如溃疡、息肉等。

（2）控制慢性病：对患有胆结石等慢性病的老年人，嘱其遵医嘱采取适当的治疗措施，防止急性胆囊炎等急腹症的发生。

（3）注意药物使用：嘱老年人遵医嘱使用药物，避免滥用或自行停药。特别是避免长期使用对胃肠道有刺激性的药物，如非甾体抗炎药。

### （三）警惕早期症状

如果老年人出现腹痛、腹胀、恶心、呕吐等不适症状，护理员应及时带其就医，避免延误病情。

## 四、老年人急腹症的急救措施

（1）腹痛发作时，让老年人取舒适的体位安静休息，通常选择俯卧位，同时用双手压迫腹部缓解疼痛，如图 3-13 所示。

（2）嘱老年人禁食、禁水。

（3）禁止老年人服用镇痛药物，以免掩盖病情，延误诊断时机。

（4）注意观察老年人有无高热、恶心、呕吐、腹泻等，并做好记录。

（5）安抚老年人，稳定其情绪。

（6）及时拨打急救电话，或送附近医院救治。

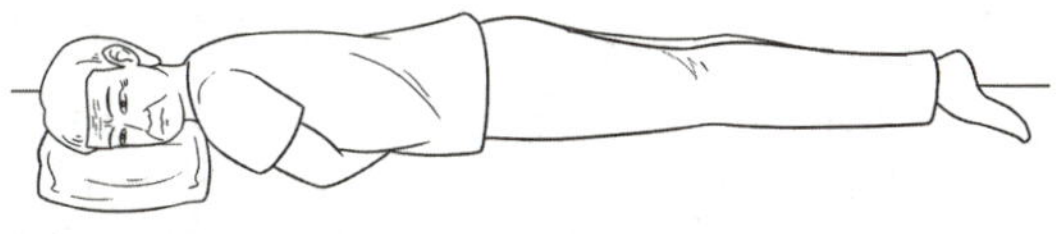

图 3-13 俯卧位止痛

## 任务实施

### 科学处理急腹症，让王爷爷转危为安

实施步骤如下：

（1）两人一组，根据情景导入改编一份情景剧剧本，并续写“小刘”对“王爷爷”采取的急救措施。

（2）各组根据剧本进行角色扮演，并完善表 3-9 的内容。

表 3-9　任务实施记录表

| 任务名称 | | |
|---|---|---|
| 实施人 | | |
| 任务分工 | | |
| 任务准备<br>（材料、工具、设备等） | | |
| 实施流程 | | |
| 已解决问题 | 问题描述：<br><br>解决方法： | |
| 待解决问题 | | |

# 任务八　熟悉老年人低血糖症的防护与急救措施

## 情景导入

陈爷爷今年 75 岁，现在住在一家养老院里，之前查体发现除了血糖较低外，没有其他异常。这天早上，陈爷爷还没吃早餐便在院子里散步，正好碰见几个好友也在，就不自觉地多走了几圈。

走着走着，陈爷爷感到有些疲惫，便决定回房间休息。刚走进房间，他突然感到一阵眩晕，冷汗直冒，接着全身乏力，摔倒在了地上。

此时，护理员小王正在查房，路过陈爷爷的房间时，听到房间内传来重物倒地的声音。小王迅速推门进去，看到陈爷爷倒在地上，脸色苍白，意识模糊。

**思考：**

（1）陈爷爷为什么会晕倒？

（2）陈爷爷在今后的生活中应该注意什么？

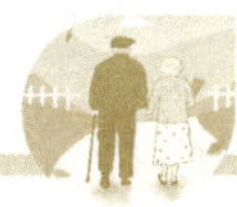

低血糖症是指由血糖浓度过低所致的综合征，一般以健康老年人空腹血糖浓度≤2.8 mol/L、糖尿病老年人空腹血糖浓度≤3.9 mol/L 为标准。持续性严重低血糖将导致昏迷，可造成永久性的脑损伤甚至死亡。

## 一、老年人低血糖症的常见原因

### （一）生活因素

**1. 饮食不规律**

有些老年人长时间不吃饭、跳餐或不按时进餐，或摄入的碳水化合物太少，会导致身体没有足够的葡萄糖来源而出现低血糖症。

**2. 空腹状态下活动**

老年人在未及时补充能量的情况下进行剧烈运动，会消耗大量葡萄糖，导致血糖下降，进而引发低血糖症。

### （二）药物因素

有些患有糖尿病的老年人可能会过量注射胰岛素或服用其他降糖药，造成血糖急剧下降，从而导致低血糖症。

### （三）疾病因素

**1. 肝功能异常**

肝脏是体内糖原的重要储存和释放器官，肝功能异常会影响糖原的释放，导致低血糖症。

**2. 肾功能不全**

老年人服用降糖药且伴有肾功能不全，会影响降糖药的代谢，导致药物在体内积累，引起低血糖症。

**3. 内分泌紊乱**

如果老年人患有肾上腺功能不全、垂体功能减退等内分泌疾病，其激素水平会不稳定，这会影响血糖水平的稳定，增加低血糖症的风险。

## 二、老年人低血糖症的表现

低血糖症的老年人通常表现为出汗、有饥饿感、心慌、颤抖、焦虑、面色苍白等，如图 3-14 所示。严重者可出现精神不集中、躁动、易怒，甚至昏迷。

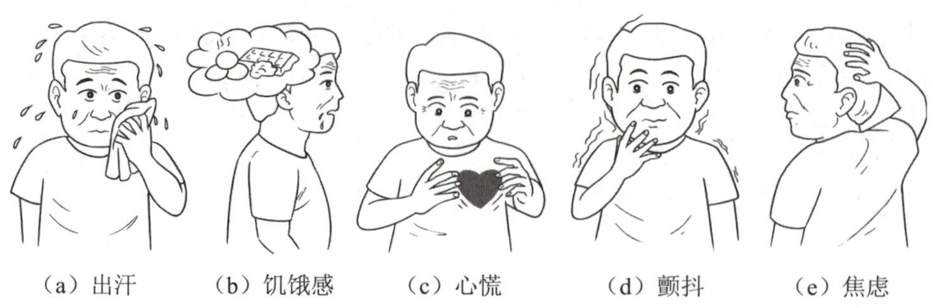


图 3-14　低血糖症的主要表现

## 三、老年人低血糖症的防护措施

### （一）保持健康的生活方式

（1）护理员应让老年人保持规律的运动，但避免过度，同时运动前后要监测血糖，必要时适当补充能量。

（2）确保老年人定时、定量进餐，不挑餐；保证老年人每餐摄入均衡的营养，特别是碳水化合物、蛋白质和脂肪的比例要适当，以稳定血糖水平；可在两餐之间为老年人增加适量的健康小吃，如水果、坚果、全谷物零食等，以防血糖过低。

（3）让老年人戒烟限酒，减少身体的额外负担。如果老年人有饮酒习惯，切记嘱其饮酒前先进食，避免空腹饮酒，以免酒精抑制肝脏释放糖原。

### （二）严格遵医嘱用药

叮嘱老年人严格遵医嘱使用降糖药，包括药物使用时间、剂量等，严禁擅自调整。同时，护理员应密切关注老年人用药后的反应。

### （三）定期监测血糖

护理员应用血糖仪定期为老年人测量血糖，特别是老年人感觉不适时，应及时测量其血糖，并做好记录，以便医生参考和调整治疗方案。

### （四）做好教育和支持

护理员应定期组织糖尿病和低血糖症的相关健康教育，让老年人及其家属了解低血糖症的常见症状，学会如何预防和处理低血糖症。此外，护理员要关注老年人的心理健康，避免其因焦虑、抑郁等情绪波动影响血糖水平。

老年人如何预防低血糖症

## 四、老年人低血糖症的急救措施

（1）保持周围环境安静，协助老年人坐下或躺下休息。

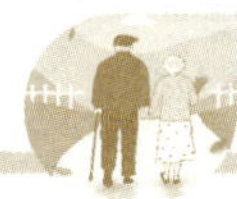

（2）若条件允许，应测量血糖，以确定是否发生低血糖症。

（3）对于有意识、有反应且能够自主吞咽的老年人，在征得其本人同意后，可以给予含糖饮料、糖果、饼干、面包等含糖食物以提高血糖水平，如图 3-15 所示。老年人进食后，一般在 15 min 内可缓解，若没有缓解，则应立即拨打急救电话。

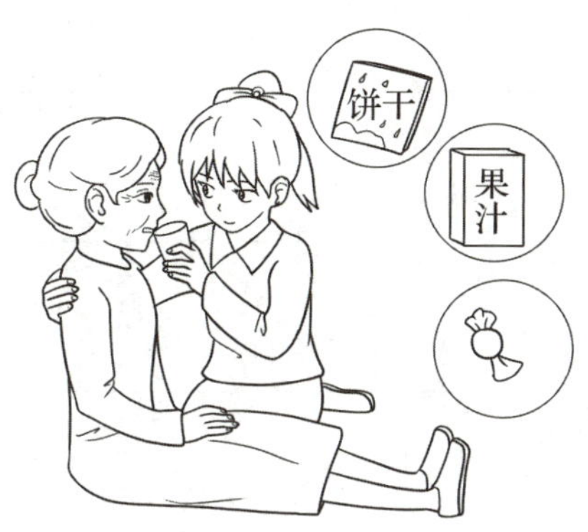


图 3-15　低血糖症的急救方法

（4）如果老年人出现昏迷或者意识模糊的情况，难以自行进食，则应迅速将其送往医院救治。

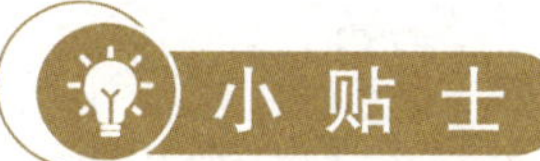

小贴士

（1）容易出现低血糖的老年人，最好随身携带葡萄糖制剂、方糖、甜饼干、甜牛奶等。

（2）服用 α-葡萄糖苷酶抑制剂类药物的老年人在发生低血糖时，不能通过让其食用蔗糖来急救，可以让其食用葡萄糖。

任务实施

## 从容应对低血糖症，助陈爷爷脱离危险

实施步骤如下：

（1）两人一组，根据情景导入改编一份情景剧剧本，并续写“小王”对“陈爷爷”采取的急救措施。

（2）各组根据剧本进行角色扮演，并完善表 3-10 的内容。

（3）各组角色扮演结束后，总结预防老年人低血糖症的方法。

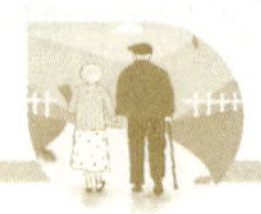



表 3-10　任务实施记录表

| 任务名称 | | |
|---|---|---|
| 实施人 | | |
| 任务分工 | | |
| 任务准备<br>（材料、工具、设备等） | | |
| 实施流程 | | |
| 已解决问题 | 问题描述：<br><br>解决方法： | |
| 待解决问题 | | |

## 项目检测

### 一、单项选择题

1．老年人发生昏迷时，下列急救措施正确的是（　　）。

A．立即给老年人喝水

B．将老年人的头部抬高 30°

C．让老年人侧卧，保持呼吸道通畅

D．摇晃老年人，试图将其叫醒

2．在处理老年人休克时，下列急救措施错误的是（　　）。

A．让老年人平躺，抬高下肢

B．保持老年人的体温，防止过冷或过热

C．给老年人喝热茶

D．立即拨打急救电话

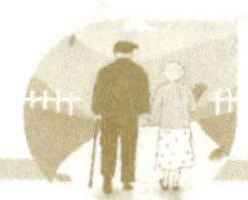

3．老年人中暑时，首先应采取的急救措施是（　　）。

A．保持体温，不可立即降温

B．将老年人移到阴凉处

C．给老年人喝含少量乙醇的饮料

D．为老年人取中凹卧位

4．处理老年人脑卒中时，下列急救措施错误的是（　　）。

A．立即拨打急救电话

B．将老年人的头部垫高 30°

C．让老年人大量饮水

D．监测老年人的意识状态和呼吸

5．老年人急性冠脉综合征发作时，下列急救措施正确的是（　　）。

A．让老年人剧烈运动以增强心脏功能

B．给予老年人甜食以提高血糖

C．让老年人静坐或躺下，并拨打急救电话

D．让老年人喝浓茶以促进血液循环

6．在处理老年人高血压急症时，下列措施最为关键的是（　　）。

A．让老年人大量饮水

B．让老年人静坐并保持安静

C．给予老年人高盐食物

D．让老年人深呼吸

7．老年人急腹症发作时，下列急救措施正确的是（　　）。

A．立即给老年人进食

B．给老年人服用止痛药

C．让老年人平躺并立即送医

D．热敷老年人的腹部

8．老年人出现低血糖症状时，下列急救措施正确的是（　　）。

A．让老年人饮大量淡盐水

B．立即给老年人喝糖水或果汁

C．让老年人保持空腹状态

D．给予老年人高脂食物

9．老年人突发昏迷时，下列急救措施错误的是（　　）。

A．立即拨打急救电话

B．检查老年人的呼吸和脉搏

C．尝试喂食老年人

D．让老年人侧卧，保持呼吸道通畅

## 二、填空题

1．预防老年人休克的策略为______________、_______________、_______________、_______________和_______________。

2．老年人中暑的急救措施为__________、__________、__________和__________。

3．脑卒中可分为____________和_____________两类。

4．急性冠脉综合征主要包括_______和_______。其胸痛表现为_______，前者一般持续_______，后者一般为________。

5．急腹症最典型的症状是_______。

6．低血糖症一般以健康老年人空腹血糖浓度_______、糖尿病老年人空腹血糖浓度_______为标准。

## 三、简答题

1．简述老年人休克的急救措施。

2．简述老年人昏迷的急救措施。

3．简述老年人脑卒中的防护措施。

4．简述老年人急性冠脉综合征的急救措施。

5．简述老年人高血压急症的防护措施。

6．简述老年人中暑的急救措施。

7．简述老年人急腹症的防护措施。

8．简述老年人低血糖症的急救措施。

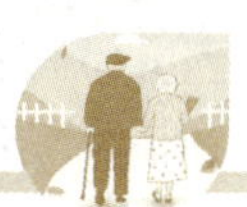

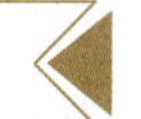

# 项目评价

教师综合学生的项目学习情况，根据表 3-11 的评价标准，对学生进行学习成果评价，并将评价结果填入表 3-11 中。

表 3-11　学习成果评价表

| 班级 | | 组号 | | 日期 | |
|---|---|---|---|---|---|
| 姓名 | | 学号 | | 主讲教师 | |
| 项目名称 | 老年人常见急症的防护与急救措施 | | | | |
| 评价项目 | 评价内容 | | | 满分 | 师评 |
| 知识 | 了解老年人休克的常见原因，熟悉老年人休克的表现和防护措施，掌握老年人休克的急救措施 | | | 10 | |
| | 了解老年人昏迷的常见原因，熟悉老年人昏迷的表现和防护措施，掌握老年人昏迷的急救措施 | | | 10 | |
| | 了解老年人脑卒中的常见原因，熟悉老年人脑卒中的表现和防护措施，掌握老年人脑卒中的急救措施 | | | 10 | |
| | 了解老年人急性冠脉综合征的常见原因，熟悉老年人急性冠脉综合征的表现和防护措施，掌握老年人急性冠脉综合征的急救措施 | | | 10 | |
| | 了解老年人高血压急症的常见原因，熟悉老年人高血压急症的表现、防护措施和急救措施 | | | 5 | |
| | 了解老年人中暑的常见原因，熟悉老年人中暑的表现、防护措施和急救措施 | | | 5 | |
| | 了解老年人急腹症的常见原因，熟悉老年人急腹症的表现、防护措施和急救措施 | | | 5 | |
| | 了解老年人低血糖症的常见原因，熟悉老年人低血糖症的表现、防护措施和急救措施 | | | 5 | |
| 技能 | 能够积极采取有效措施，预防老年人急症的发生 | | | 10 | |
| | 能够对老年人常见急症进行快速识别、科学处置 | | | 10 | |
| 素质 | 对本项目内容兴趣浓厚，能够积极思考，主动学习 | | | 5 | |
| | 能够主动学习急救知识和技能，致力提升老年人的健康意识 | | | 5 | |
| | 具备尊老敬老的品质，能够对老年人保持敬重之心、倾注关爱之情、多做务实之事 | | | 5 | |
| | 具有团队精神，积极参与任务，与小组成员配合良好 | | | 5 | |
| 合计 | | | | 100 | |
| 自我评价 | | | | | |
| 教师评价 | | | | | |

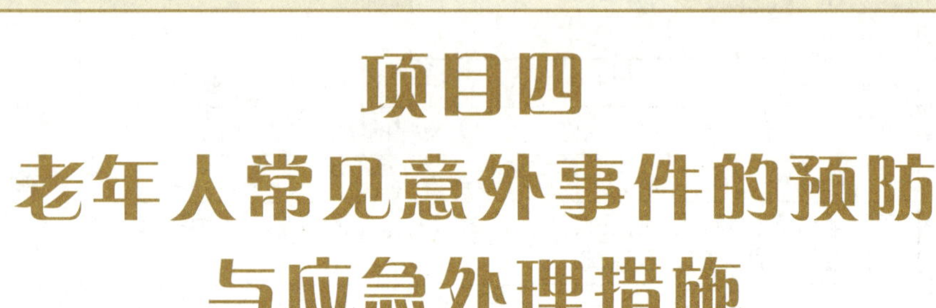

# 项目四 老年人常见意外事件的预防与应急处理措施

## 项目引言

老年人由于身体机能衰退和认知能力减弱，常常会出现各种意外事件，如走失、自伤和自杀。这些意外事件不仅给他们的自身安全带来风险，也给家庭和社会带来巨大挑战。因此，如何有效预防和处理这些意外事件，是老年人护理工作中的重要课题。

通过本项目的学习，学生将能够全面了解老年人常见意外事件的预防与应急处理措施，提升自身对老年人安全问题的关注和应对能力，为老年人创造一个更加安全和健康的生活环境。这不仅是对老年人生命质量的尊重，也是护理员的重要职责。

## 知识目标

- 了解老年人走失、自伤和自杀的常见原因或心理动机。
- 掌握老年人走失、自伤和自杀的预防与应急处理措施。

## 技能目标

- 能够在老年人走失、自伤和自杀时，及时做出正确的应对措施。

## 素质目标

- 具有健康向上的老年人服务意识，能够主动学习与老年人沟通的技巧。
- 能够积极推动老年人心理健康知识的普及，提高社会对老年人心理健康的关注程度。

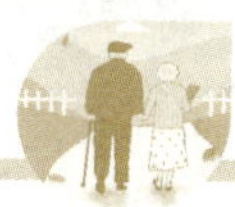

# 任务一　掌握老年人走失的预防与应急处理措施

## 情景导入

张爷爷今年 80 岁，患有阿尔茨海默病。一天早晨，张爷爷和往常一样在小区的花园里散步。因为天气晴朗，张爷爷决定多走一会儿。然而，随着走的时间越长，离家也越来越远，张爷爷渐渐忘记了回家的路。他尝试问路，却因为表达不清楚，没有人能够帮到他。面对陌生的街道和不熟悉的环境，张爷爷开始变得焦躁。

与此同时，张爷爷的老伴儿发现他出去散步已经超过两个小时，在小区寻找未果，便立即通知了社区养老服务中心。护理员小刘接到通知后，马上启动了应急预案，联系社区巡逻队和附近的志愿者一起寻找张爷爷。

通过查看监控录像和询问路人，大家很快找到了走失的张爷爷。

**思考：**

（1）为防止张爷爷再次走失，小刘应该怎么做？

（2）老年人走失的危害有哪些？

老年人走失是指老年人在日常生活中不能确认自己的位置，不能找到目的地或起始地点，而迷途不返或下落不明。

老年人走失后常常会发生受伤、受凉、跌倒、交通事故、脱水、溺亡等事件，给老年人的安全带来严重的风险。

## 一、老年人走失的常见原因

### （一）自身因素

**1．认知障碍**

老年人患有阿尔茨海默病或其他形式的认知障碍，可能会导致记忆丧失、方向感丧失，从而容易走失，如图 4-1 所示。相关研究表明，约 30%有认知障碍的老年人在入住养老机构期间至少“出走”过一次。

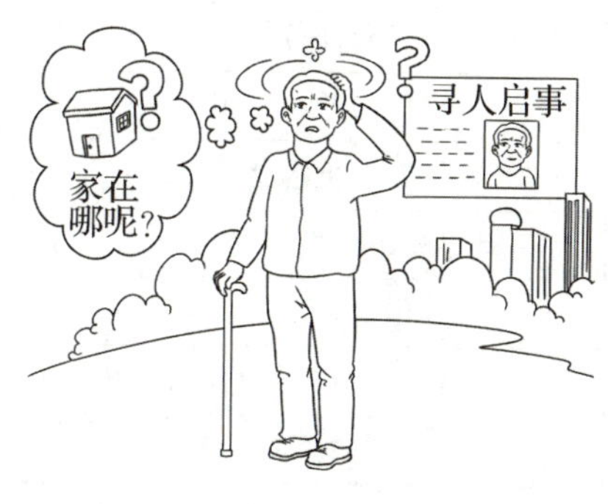


图 4-1　老年人因认知障碍而走失

**2．行动障碍**

由于身体机能退化，老年人的行动能力下降，这可能会导致他们在外出时无法及时返回。

**3．心理问题**

老年人可能会因孤独、抑郁等心理问题而产生外出走动的冲动，容易走远、走失。

### （二）环境因素

**1. 居住环境**

居家老年人独自外出走失，多与居住环境复杂、人流集中、路况繁乱等有关。有案例研究表明，老年人易在交通复杂的环境中走失，出口多、周围有公交站或火车站的地方是常见的走失地点。

**2. 时间、天气因素**

有报道指出，大多数老年人走失发生在早餐前及晚餐后至睡觉前。天气对老年人走失的发生频率和生存率也有影响，天气温暖会使走失的发生率增加，而天气寒冷会导致较高的走失死亡率。

### （三）管理因素

养老机构看护人力不够、评估能力不足、安全管理不到位（如未锁门、门窗等设施损坏）等，护理员责任心不强（如护理员脱岗、注意力不集中、夜间打瞌睡）、服务态度差等，均会给老年人创造走失的机会。

## 二、老年人走失的预防措施

### （一）评估走失风险

护理员应定期评估老年人的走失风险，避免有走失风险的老年人独处或独自外出。可根据走失风险评估表（见表 4-1）自行对老年人进行评估，也可带老年人到医院记忆门诊或老年科门诊等专业机构评估。

**表 4-1　走失风险评估表**

| 危险因子 | 分值 | |
|---|---|---|
| | 无 | 有 |
| 曾经有出走史 | 0 | 4 |
| 明显幻觉、妄想 | 0 | 1 |
| 对入住养老机构感到恐惧 | 0 | 1 |
| 有寻找出走机会的行为 | 0 | 2 |
| 流露出走意图的言语 | 0 | 2 |
| 无自知力、非主观入院 | 0 | 1 |
| 评估分值 | | |

注：得分 0～4 分为低风险，5～9 分为中风险，≥10 分为高风险。

### （二）提升环境的安全性

（1）对老年人的住所进行适当改造，如安装安全门锁等，防止失智老年人擅自外出。

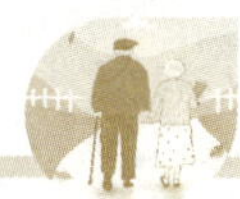

（2）利用各种技术手段，如视频监控、电子围栏等，实时监控老年人的活动范围和状态。

### （三）加强看护

一旦发现老年人有走失风险，要安排专人陪护，尤其在老年人参加社会活动时，更应加强看护。此外，尽量保持老年人尤其是失智老年人的居住场所稳定，避免频繁更换。必须更换时，家属和护理员应加强看护，防范走失。

如何预防老年人走失

### （四）做好应急措施

（1）护理员应制订详细的应急预案，明确老年人走失后如何迅速采取行动，包括搜寻队伍、搜寻方法、搜寻范围等。

（2）护理员应为老年人配备定位手环或智能手机，以便在他们走失时能迅速找到他们的位置。

（3）护理员应确保老年人随身携带包含老年人基本信息、紧急联系人电话及其他重要信息的卡片。此外，应保证老年人的信息卡不易脱落，如将卡片缝制在老年人衣服上等。

### （五）加强认知能力训练和安全教育

（1）鼓励老年人参与社交活动、记忆力训练和文娱活动（通过语言交流、肢体活动等形式开展的各类活动），以延缓其认知能力的退化。

（2）护理员应定期对老年人及其家属进行相关知识培训，帮助家属了解老年人走失的风险和应对方法，提高老年人自身的安全意识和防走失技能。

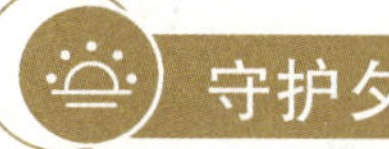

#### 小贴士

失智老年人的护理员除了保证环境安全和加强看护以外，更多的是要学习与失智老年人沟通的技巧，了解老年人的内心想法，转移老年人“出走”的意念。例如，若老年人提出要外出寻找厕所，护理员应意识到老年人是有排便需求；若老年人提出要出门上班，护理员可以告诉老年人“今天是星期天”，而不是与老年人争辩，争辩会更加激起老年人的外出需求。

#### 守护夕阳

**我为群众办实事——镇村组爱心接力，寻找走失老人**

一天上午，崇州市舒桥社区网格员电话反映，舒桥社区16组走失一名患有阿尔茨海默病的老人，家属非常着急。从老人走失到接到反馈已过三个小时，加之天气炎热，室外气温达30℃，对老人的身体是一种极大的考验。

接到反馈后，三江街道立即对接舒桥社区、三江派出所、网格化服务管理中心采取行动，分组开展工作：一是通过三江街道网格E家群发布寻人启事，通过网格全覆盖呼吁三江群众发现老人第一时间与三江街道或三江派出所联系；二是通过雪亮工程和天网系统，查找老人行走的方向，推断老人可能出现的地方；三是发动村组干部、家属开展拉网式排查，有线索第一时间进行沟通。

通过调取雪亮工程监控，发现10:20左右，老人出现在古泉村方西路上，如果沿大路走，只会有两种路径。社治办工作人员、三江派出所分别查看了备战桥、舒桥社区鸽子笼出口监控，未发现老人的身影，基本上判断老人应该还在雷家湾范围内，最大的可能是体力不支倒在了某个地方。锁定区域后，舒桥社区立即组织人员对雷家湾的树林、油菜地进行拉网式排查，最终在树林里发现了倒在地上的老人。工作人员齐心协力将老人抬回家中，老人的家属十分感谢大家的热心帮助，激动的情绪溢于言表。

镇村组工作人员及热心村民共同努力，及时找到老人，真正践行了“人民至上、生命至上”的宗旨。同时，三江街道呼吁：如果家里有易走失的老人，请及时为老人佩戴定位设备；如果发现老人走失，请第一时间与属地村（社区）、政府、派出所联系，工作人员将积极提供帮助。

资料来源：三江街办，《我为群众办实事——镇村组爱心接力，寻找走失老人》，崇州市人民政府官网，2022年3月22日，有改动

## 三、老年人走失的应急处理措施

当老年人走失时，采取及时、有效的应急处理措施非常重要。

### （一）迅速反应

一旦发现老年人走失，护理员应立即上报相关负责人，切忌等待，寄希望于老年人自己回来。

### （二）锁定范围和方向

通过查看周边监控设备、老年人佩戴的定位设备等，掌握老年人的行动轨迹，确定其最后出现的时间、地点以及目击人，推断其可能的活动范围和去向。

### （三）建立紧急搜寻网络

迅速成立内部应急小分队，同时积极寻求第三方的支持，如社区派出所、专业救援队伍、志愿服务组织、老年人的家属和邻居等，为大家提供老年人的体貌特征、穿着、健康状况、可能的去向等信息后，组织大家在老年人可能出现的地方展开寻找。在寻找过程中，各方应保持联系，确保所有参与者获得的信息一致。

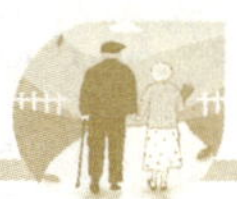

### （四）发布寻人信息

可在社区公告栏、超市、公交站等人流量大的地方张贴寻人启事，提供老年人的照片和联系信息，也可在互联网和社交媒体等发布寻人信息。

### （五）给予心理和医疗支持

找回老年人后，应立即让其卧床休息，安抚其情绪。同时，应立即对老年人的身体做全面检查，注意有无外伤，并实施对症处理。

## 任务实施

### 寻找走失的张爷爷

实施步骤如下：

（1）两人一组，根据情景导入改编一份情景剧剧本，并给每个组员分配对应的角色。

（2）各组根据剧本进行角色扮演，表演过程中要充分展现出各种寻找的办法，并完善表 4-2 的内容。

（3）各组角色扮演结束后，总结预防老年人走失的方法。

表 4-2　任务实施记录表

| 任务名称 | | |
|---|---|---|
| 实施人 | | |
| 任务分工 | | |
| 任务准备<br>（材料、工具、设备等） | | |
| 实施流程 | | |
| 已解决问题 | 问题描述：<br><br>解决方法： | |
| 待解决问题 | | |

# 任务二 掌握老年人自伤的预防与应急处理措施

## 情景导入

张爷爷今年 76 岁，独自住在老房子里。自从老伴儿去世后，张爷爷的心情一直很低落。虽然儿女们经常打电话，但由于工作繁忙，很少能抽空回家看望他。

一天傍晚，张爷爷在厨房做饭时，脑海里突然闪过一个极端的念头：如果自己受伤了，儿女们就会回来看他了。张爷爷不自觉地拿起桌上的菜刀，准备扎向自己的胳膊。就在这时，护理员小于来看望张爷爷，他看到张爷爷的样子，急忙上前劝说。终于，在小于的劝说下，张爷爷放下菜刀，深叹了一口气。

**思考：**

（1）如果你是小于，你会如何劝说张爷爷？

（2）为避免张爷爷再次出现这种情况，小于在今后的护理工作中应如何做？

老年人自伤是指老年人通过自残行为对自己的身体造成伤害。自残行为包括割伤、烧伤、击打自己等，通常是故意的。

## 一、老年人自伤的心理动机

### （一）逃避痛苦

一些老年人会通过自伤来暂时逃避心理上的痛苦或压力，尤其是无法诉说又无人理解或关心时。

### （二）寻求控制

在面对失控的生活状况或健康问题时，有的老年人会通过自伤来获得对自己身体的控制感。

### （三）引起注意

老年人的自伤行为有时是一种向他人求助的信号，希望通过这种方式引起家人、朋友或护理员的注意，以获得支持和帮助。

### （四）惩罚自己

有些老年人可能因为过去的一些经历或当前的一些状况而感到内疚或自责，通过自伤来惩罚自己。

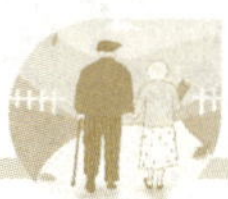

### （五）寻找存在感

有的老年人可能因退休、丧偶或社会角色变化而感到生命失去意义，试图通过自伤来重新寻找一种存在感。

## 二、老年人自伤的预防措施

### （一）及时上报

当评估出老年人有自伤风险时，护理员应立即上报相关负责人。养老机构要通知全体相关工作人员，确保所有工作人员都知晓老年人的状况，共同防范和关注。

### （二）风险告知

护理员应将老年人的评估结果告知其家属，要求家属签字确认并建议安排专人照护。如果家属拒绝安排专人照护，需要签订补充协议，必要时考虑退院处理。

### （三）强化管理

（1）护理员应对老年人的房间进行全面检查，清理所有可能用于自伤的危险物品（如刀、剪、绳等）。

（2）老年人有需要口服的药物时，护理员应确保药物被吞下后方可离开，防止老年人私藏药物。

### （四）加强巡视

护理员应增加对老年人的巡视频率，给予其更多的关心和呵护，同时应详细记录老年人的情绪及行为状况。

## 三、老年人自伤的应急处理措施

### （一）立即通知与上报

当发现老年人发生自伤行为时，立即通知附近的工作人员前来协助救治。同时，迅速上报相关负责人，启动应急处理程序。

### （二）迅速评估与处理

迅速评估老年人的受伤情况，判断伤势的严重程度。若伤势严重，根据具体情况采取紧急救治措施，包括但不限于止血、包扎、心肺复苏等。在进行必要的初步处理后，立即将老年人送往医院进行进一步救治。

### （三）及时通知家属

及时通知老年人的家属，详细告知事件的经过、老年人的受伤情况及目前的处理措施。做好与家属的沟通交流，稳定家属的情绪，协调后续的治疗和护理安排。

### （四）及时补写记录

抢救结束后，及时补写老年人的健康记录，详细记录自伤事件的时间、地点、经过、处理措施及老年人目前的健康状况。

### （五）做好善后处理

如老年人不幸死亡，应协助家属做好善后处理工作，包括遗体的处理、相关文件的办理等，并提供必要的心理支持和安慰。

### （六）及时上报与分析

护理员应按照异常事件上报流程，及时上报自伤事件。同时，组织召开分析讨论会，全面总结事件经过并分析原因，提出改进措施，防止类似事件再次发生。

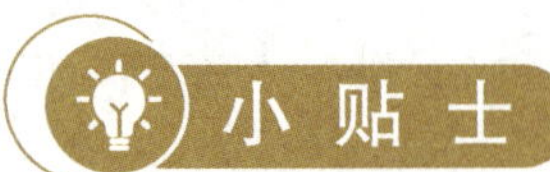

（1）所有处理过程应保持冷静、专业，避免慌乱。

（2）与家属沟通时，态度诚恳、言辞清晰，避免引起误解或冲突。

（3）事件发生后，加强对其他老年人的关注和心理疏导，预防类似事件的发生。

## 任务实施

### 紧急救护自伤的张爷爷

**【任务背景】**

上次事件发生后，小于立即将情况反馈给了张爷爷的儿女。张爷爷的儿女平时工作繁忙，确实没有时间陪伴张爷爷，最终经商议决定，让小于由每周上门服务两次改为每天上门服务一次，以及时发现张爷爷的反常行为。这天下午，小于来到张爷爷家，张爷爷没有像往常一样提前打开门迎接小于。看到房门紧闭，小于有种不祥的预感，立马拿备用钥匙打开门，只见张爷爷呆滞地坐在沙发上，额头上流了很多血，旁边的茶几上有很多血迹。

**【任务要求】**

（1）两人一组，根据情景导入和上述背景改编一份情景剧剧本，并续写“小于”对“张爷爷”采取的急救措施。

（2）各组根据剧本进行角色扮演，并完善表 4-3 的内容。

（3）角色扮演结束后，各组讨论：针对张爷爷的这一情况，小于应向其儿女提出哪些建议？

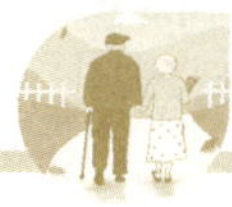

表 4-3　任务实施记录表

| 任务名称 | | |
| --- | --- | --- |
| 实施人 | | |
| 任务分工 | | |
| 任务准备<br>（材料、工具、设备等） | | |
| 实施流程 | | |
| 已解决问题 | 问题描述：<br><br>解决方法： | |
| 待解决问题 | | |

## 任务三　掌握老年人自杀的预防与应急处理措施

### 情景导入

黄奶奶今年 78 岁，她的老伴儿前几年去世，儿女们也都在外地工作，很少有时间回来看望她。独自居住在城市的旧公寓里，黄奶奶的孤独感与日俱增。

一天清晨，天还没有亮，黄奶奶便睡不着了，看着窗外灰蒙蒙的天，黄奶奶思绪万千。她回想起儿女还在身边时家里的欢声笑语，回想起老伴儿在世时两个人的相濡以沫，如今一切美好和温暖却变成了无法逾越的孤独和无助。顿时，黄奶奶的心头涌上一阵难以言喻的沉重感，她的手不由得伸向抽屉里的一瓶安眠药。

就在这时，门铃突然响了。原来是社区的护理员小张，她负责照顾社区里的几位独居老人，每天一早就来给几位老人送早餐。小张进门后，看到黄奶奶神情恍惚，手里还拿着安眠药，立刻意识到情况不对。

**思考：**

（1）小张此时应如何做？

（2）为预防日后黄奶奶再有类似的举动，小张应采取哪些措施？

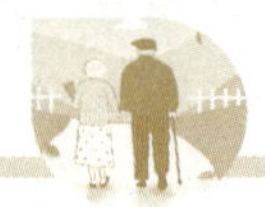


## 一、老年人自杀的常见原因

### （一）心理因素

**1．抑郁**

许多老年人在面对失去配偶、朋友或因健康问题而丧失生活能力时，容易陷入深度抑郁。如果未得到及时和有效的疏导，可能导致自杀。

**2．孤立感**

丧偶、退休或子女离家会使老年人缺乏情感支持和社会联系，使他们觉得自己被遗忘和不被需要，从而增加自杀的风险。

**3．失去自我价值感**

许多老年人退休后觉得自己失去了社会角色和自我价值，特别是那些过去在工作中扮演重要角色的老年人，这可能会导致老年人认为生活没有意义，增加其自杀的风险。

**4．心理创伤**

一些老年人可能在年轻时经历过创伤性事件，这些未解决的创伤在晚年可能会重新浮现，导致情感和心理上的困扰，从而增加自杀的风险。

### （二）生理因素

老年人在经历长期的身体疾病、疼痛或功能丧失后，常常会感到绝望，认为自己的处境无可救药，生活品质难以改善。绝望感是促使他们选择自杀的重要因素。

### （三）经济因素

经济困难也是老年人自杀的一个重要因素。医疗费用、生活费用的压力可能使他们感到自己成为家庭的负担，从而选择结束自己的生命。

### （四）文化因素

在某些文化背景下，老年人觉得自杀是一种有尊严的选择，尤其是在面对严重疾病或功能丧失时。此外，个人或家庭中有自杀史的老年人，在面对困境时更容易选择自杀。

## 二、老年人自杀的预防措施

### （一）提供心理健康支持

通过定期心理健康筛查，及早识别并治疗老年人的抑郁等心理健康问题，并及时提供专业的心理咨询和治疗服务，帮助老年人应对情感和心理问题。

### （二）增强社会支持网络

养老机构应定期组织各种活动，如社交聚会、兴趣小组等，帮助老年人建立和维持社会

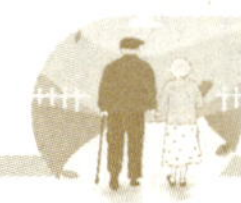

联系。应鼓励家庭成员更多地陪伴和关心老年人，增强他们的情感联系。

### （三）加强宣传教育

通过宣传教育，提高家属对老年人心理健康问题和自杀风险的认识，减少偏见；消除老年人对心理健康问题和寻求帮助的顾虑，鼓励老年人积极面对问题，主动寻求帮助。

### （四）建立危机干预机制

养老机构应组建专业的危机干预团队，以在紧急情况下迅速响应，为有自杀风险的老年人提供帮助。

### （五）重视老年人的自我价值感

鼓励老年人参与志愿服务和社区活动，帮助他们找到生活的意义和自我价值感；为老年人提供各种学习和技能培训机会，帮助老年人提升自我价值感。

如何促进老年人参与社交活动

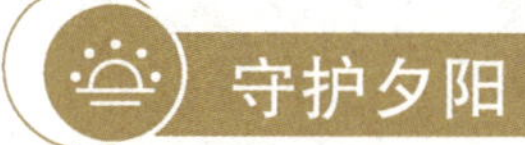



#### 中国老年人何以得到精神慰藉？让爱与陪伴成为一种生活方式

很多研究数据不约而同地指向同一个事实：老龄化在加剧，但社会各界对此所做的心理建设明显不足，“不仅老年人没准备好迎接老去，他们的家属也同样如此”。而事实上，生命教育不仅针对老年个体，更关乎普通人如何在老龄社会中自处。

北京十方缘公益基金会秘书长、中国生命关怀协会常务理事方树功认为，陪伴老年人关乎陪伴者和老年人双方生命的成长。伴老年人左右，要做到不分析、不评判、不下定义。

方树功指出：“我国的自杀率在逐年下降，已经进入世界自杀率最低的国家之列，这说明我国的物质文明在进步。但与此同时，我国老年人的自杀率在上升。”

自 2010 年第一次接触到临终关怀起，十几年来，方树功总结出老年人的四方面需求：医疗护理、生活护理、社会支持和心灵呵护。前三个方面的需求分别由医疗系统、子女/养老机构、民政系统提供支撑，唯独心灵呵护是个空白点。

据方树功介绍，所谓老年人的心灵呵护，是指为老年人提供不以疗愈为目的的精神慰藉，用爱和陪伴帮助每位老年人超越孤独、愤怒、焦虑和对死亡的恐惧。

从最初的做志愿者陪伴老年人，到之后成立为老公益组织、行业协会、公益基金会，再到后来跳出公益圈子，借力养老院、家政公司、医务从业人员触达更多老年人。最后，方树功试图通过普及推广的形式，号召每个个体惠及身边的老年人，“让爱与陪伴成为一种生活方式”。

方树功觉得，自己在陪伴老年人的过程中获得了对生命的全新认知。十几年前，因为一次偶然的机会，方树功接触到一位重症临终老人。40 min 的陪伴过程中，方树功发现，其实不是他在陪老人，而是老人在用生命陪他。

“很多人进入到老年阶段，尤其是生命的最后阶段，一辈子全活明白了。你让每个老年人重活一次，每个人都可以成为伟人，但他们不可能了。”在陪伴老人的 40 min 里，方树功仿佛觉得自己的生命也到了最后的 40 min，也因此顿悟出自己的一生该如何活。与老人不同的是，他还有时间。

结合这次感悟，方树功总结出一套关于陪伴的方法论：不分析、不评判、不下定义。

“陪伴老年人有两个前置条件。第一，要真正意识到陪伴有益于彼此生命的成长，而非单方面付出；第二，在陪伴老年人之前，要让自己处于无我无念的状态里，以此给老年人同频共振的可能。”

此外，方树功还呼吁，陪伴老年人要始于当下，“不要把这件事推迟到退休有时间后，或者一定要等到自己挣到多少钱之后”。用生命陪伴生命，为老年人提供心灵呵护，开始行动就好，“这就是全部的意义所在”。

资料来源：李丹，《中国 2.6 亿老人何以得到精神慰藉？公益人士：不分析、不评判、不下定义》，《中国经营报》2022 年 2 月 22 日，有改动

## 三、老年人自杀的应急处理措施

### （一）立即采取行动

快速评估老年人的状态，确定自杀企图的紧急程度，并移除任何可能造成伤害的物品，如刀具、药物等，确保环境安全。如果已经发生不幸，应立即对自杀老年人展开急救：心肺功能停止者采取心肺复苏，有外伤者采取止血、包扎等急救手段。

### （二）紧急呼救

立即拨打急救电话请求紧急医疗援助，同时联系心理医生、精神科医生或危机干预团队，获取专业帮助。

### （三）提供心理支持

护理员需要保持冷静，以稳定老年人的情绪。与老年人交谈时，倾听他们的感受和想法，给予情感上的支持和安慰，避免指责或批评。

### （四）确保时刻陪伴

在专业救援人员到达之前，护理员应时刻陪伴老年人，防止再次发生自杀行为。

### （五）制订个性化护理方案

根据专业人员提供的心理评估结果和治疗方案，了解老年人的心理状态和自杀风险，制订个性化的护理方案，包括心理护理、用药护理等。

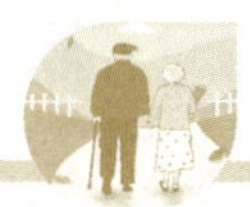

### （六）提供全方位后续支持

鼓励老年人的家属参与老年人的康复过程，为老年人提供心理支持；积极联系社区资源，如心理健康机构、社会服务机构等，为老年人提供全面的支持和帮助。

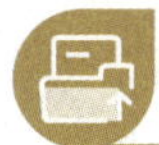

## 任务实施

### 关注老年人自杀，守护美好夕阳

**【任务背景】**

“老来怕空”自古有之。然而，由于我国人口老龄化不断加剧，空巢老人和独居老人的比例日益提升。已有研究显示，随着我国对居民心理健康的不断重视，我国人口的自杀率正在逐渐回落，唯独老年人群的自杀率不降反升，其中95%的老年人有不同程度的心理障碍。由此可见，老年人的心理健康现状不容乐观，提升老年人群心理健康水平的使命依然任重道远。

**【任务要求】**

（1）五人一组，根据上述背景资料制作宣传海报，同步完善表4-4的内容。

（2）海报内容涉及老年人自杀的预防和急救，以及如何关爱空巢老人和独居老人。

（3）完成海报制作后，以海报内容为基准，在附近社区组织老年人自杀预防与应急处理的宣传教育活动。

表4-4　任务实施记录表

<table>
<tr><td>任务名称</td><td colspan="5"></td></tr>
<tr><td>实施人</td><td></td><td></td><td></td><td></td><td></td></tr>
<tr><td>任务分工</td><td></td><td></td><td></td><td></td><td></td></tr>
<tr><td>任务准备<br>（材料、工具、设备等）</td><td colspan="5"></td></tr>
<tr><td>实施流程</td><td colspan="5"></td></tr>
<tr><td>已解决问题</td><td colspan="5">问题描述：<br><br>解决方法：</td></tr>
<tr><td>待解决问题</td><td colspan="5"></td></tr>
</table>

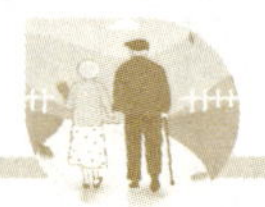



# 项目检测

## 一、单项选择题

1. 下列措施可预防老年人走失的是（　　）。

A. 使用定位设备　　B. 让老年人随身携带联系信息

C. 加强看护　　D. 以上都是

2. 下列是老年人走失的常见原因的是（　　）。

A. 认知障碍　　B. 良好的家庭关系

C. 经常外出旅游　　D. 经常参加社交活动

3. 老年人自伤的心理动机不包括（　　）。

A. 逃避痛苦　　B. 寻求控制　　C. 寻求社交活动　　D. 惩罚自己

4. 老年人自伤的预防措施不包括（　　）。

A. 及时上报自伤风险　　B. 鼓励老年人独自外出散步

C. 清理老年人房间中的危险物品　　D. 加强对老年人的巡视

5. 发现老年人自伤后，护理员应采取的第一步措施是（　　）。

A. 上报相关负责人　　B. 评估老年人的受伤情况

C. 通知家属　　D. 记录老年人的自伤情况

6. 老年人自杀的常见原因不包括（　　）。

A. 抑郁　　B. 孤立感

C. 社交活动增加　　D. 失去自我价值感

7. 下列预防老年人自杀的措施中，错误的是（　　）。

A. 提供心理健康支持　　B. 鼓励老年人独自生活

C. 增强社会支持网络　　D. 建立危机干预机制

## 二、填空题

1. 老年人走失行为的发生时间多为________、________。

2. 老年人自伤常见的心理动机包括________、________、________、________和________。

3. 老年人自伤抢救结束后，应及时补录自伤事件的________、________、________、________以及老年人目前的健康状况。

4. 老年人自杀常见的心理因素包括__________、________、__________和__________。

## 三、简答题

1. 简述老年人自杀的应急处理措施。

2. 简述老年人自伤的预防措施。

3. 简述如何寻回走失的老年人。

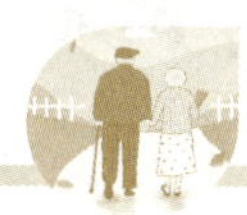

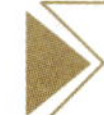

## 项目评价

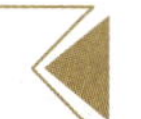

教师综合学生的项目学习情况，根据表 4-5 的评价标准，对学生进行学习成果评价，并将评价结果填入表 4-5 中。

表 4-5 学习成果评价表

<table>
<tr><td>班级</td><td></td><td>组号</td><td></td><td>日期</td><td></td></tr>
<tr><td>姓名</td><td></td><td>学号</td><td></td><td>主讲教师</td><td></td></tr>
<tr><td>项目名称</td><td colspan="5">老年人常见意外事件的预防与应急处理措施</td></tr>
<tr><td>评价项目</td><td colspan="3">评价内容</td><td>满分</td><td>师评</td></tr>
<tr><td rowspan="3">知识</td><td colspan="3">了解老年人走失的常见原因，掌握老年人走失的预防与应急处理措施</td><td>10</td><td></td></tr>
<tr><td colspan="3">了解老年人自伤的心理动机，掌握老年人自伤的预防与应急处理措施</td><td>10</td><td></td></tr>
<tr><td colspan="3">了解老年人自杀的心理动机，掌握老年人自杀的预防与应急处理措施</td><td>10</td><td></td></tr>
<tr><td rowspan="2">技能</td><td colspan="3">能够根据老年人的具体情况，对常见意外事件积极采取有效的预防措施</td><td>10</td><td></td></tr>
<tr><td colspan="3">能够快速、有效、科学处理老年人常见的意外事件</td><td>20</td><td></td></tr>
<tr><td rowspan="4">素质</td><td colspan="3">对本项目内容兴趣浓厚，能够积极思考，主动学习</td><td>10</td><td></td></tr>
<tr><td colspan="3">具有健康向上的老年人服务意识，能够主动学习与老年人沟通的技巧</td><td>10</td><td></td></tr>
<tr><td colspan="3">能够积极推动老年人自伤、自杀知识的普及，提高社会对老年人心理健康的关注程度</td><td>10</td><td></td></tr>
<tr><td colspan="3">具有团队精神，积极参与任务，与小组成员配合良好</td><td>10</td><td></td></tr>
<tr><td colspan="4">合计</td><td>100</td><td></td></tr>
<tr><td>自我评价</td><td colspan="5"></td></tr>
<tr><td>教师评价</td><td colspan="5"></td></tr>
</table>

# 参考文献


［1］张立明．现场急救知识与技能［M］．北京：中国人口出版社，2022．

［2］刘书函，王莉萍．老年安全照护［M］．上海：上海教育出版社，2023．

［3］张雪梅，陈茜．漫话老年人安全照护［M］．北京：人民卫生出版社，2021．

［4］谢建飞．老年长期照护安全管理手册［M］．北京：人民卫生出版社，2023．

［5］高广生．老年人急救手册［M］．哈尔滨：黑龙江科学技术出版社，2023．

［6］胡维勤．看图学老年人家庭急救［M］．哈尔滨：黑龙江科学技术出版社，2018．

［7］郭闽．老年照护．初级分册［M］．北京：中国劳动社会保障出版社，2016．